# L'ADOLESCENCE VOLÉE

DU MÊME AUTEUR

*Le Développement biologique de l'enfant*, PUF, 1974.

*Travail social contre qui ?*, Solin, 1974.

*La Prison, c'est dehors* (avec Joseph Finder, Claude Martin et Bernard Zeiller), Delachaux et Niestlé, 1979.

*Aimer mal, châtier bien* (avec Pascal Vivet), Seuil, 1991.

STANISLAS TOMKIEWICZ

*Avec la collaboration*
*de Michèle Vernant*

# L'ADOLESCENCE VOLÉE

Calmann-Lévy

ISBN 2-7021-2971-4

# Remerciements

Il m'est nécessaire et fort agréable de remercier Olivier Amiel, Anne Maupas et Marc Vernant pour leurs relectures et remarques critiques, ainsi que Judith et Mélina Vernant pour leur contribution.

# I

## Pourquoi je suis devenu psychiatre

À l'époque où je dirigeais un service pour enfants arriérés profonds — « le rebut de l'humanité », comme disaient encore certains —, un étudiant en médecine est venu me trouver pour me demander une place d'interne. Je lui ai fait visiter les lieux, considérés comme un modèle en ce temps, il a vu tous ces enfants cassés, et, sur le chemin du retour, il m'a dit : « Tu sais, Tom, franchement, pas une seconde je n'imagine être psychiatre dans un endroit pareil. » Il a hésité, puis il a posé *la* question : « Pourquoi quelqu'un comme toi travaille-t-il avec ces enfants-là ? » Je l'ai envoyé promener très méchamment. Cette question, comme mille autres, était, en ce temps-là, interdite, nul n'avait le droit d'entrer dans cette zone noire et douloureuse de mon passé. À peine aurais-je pu, d'ailleurs, formuler la réponse pour moi-même.

Si quelqu'un, en revanche, avait eu l'idée de me demander pourquoi je travaille avec les adolescents, j'aurais pu répondre de meilleur cœur et plus simplement : « C'est parce que je les aime. » Mais, là non plus, il n'était pas question de dire aux autres, ni à moi-même, une vérité que j'ai mis des années à oser regarder en face : *je travaille avec les adolescents parce qu'on m'a volé ma propre adolescence*. L'expression peut paraître abusive ; on a toujours une adolescence, bien sûr... Disons que la mienne, entre les murs rouges du ghetto de Varsovie et les barbelés de Bergen-Belsen, n'a pas été tout à fait normale : dès que j'ai senti la fin de mon enfance, les bombardements ont commencé au-dessus de ma ville ; dès que je voulais embrasser une fille, les nazis entraient dans la rue et il fallait s'enfuir...

Mais le vol allait plus loin, je ne l'ai compris que beaucoup plus tard. Dans une adolescence dite normale, les jeunes gens se révoltent contre leurs parents. Ils digèrent ensuite leur révolte pour s'autonomiser et devenir de grands garçons ou de grandes filles. Or, moi, on m'a volé même cette « crise d'adolescence », parce que, le jour où j'ai commencé ma révolte, mes parents ont été assassinés, et je suis resté là, avec ma culpabilité sur le dos, et, pendant trente ans, des rêves horribles où mon père bien-aimé revenait régulièrement me tuer.

Si j'ai voulu m'occuper d'adolescents, ce n'était pas pour voir comment se passait une adolescence ordinaire ; c'était pour tenter de me guérir, en donnant aux adolescents qui n'arrivaient pas à se dépatouiller de leur crise pubertaire l'aide dont j'aurais eu besoin et que personne ne m'a donnée. Mais voilà un premier mensonge. En fait, quelqu'un m'a aidé ; c'est le moment de raconter comment. Cela expliquera pourquoi je suis devenu psychiatre.

En 1942, j'ai fait deux tentatives de suicide, une petite à la gomme, et une très sérieuse, dont je suis sorti par miracle. La petite, c'était juste quelques coups de rasoir dans les veines (dont je garde encore de discrètes cicatrices) ; elle a eu lieu dans une grande salle de bains de notre très bel appartement de la rue Leszno. Je faisais couler de l'eau froide sur l'entaille alors qu'il fallait faire couler de l'eau chaude pour que ça saigne bien ; mes parents sont vite arrivés. Quelques engueulades, quelques pansements : le suicide était terminé.

La cause de cette première tentative était un insupportable sentiment de culpabilité. J'étais, à ce moment-là, amoureux d'une jeune fille qui s'appelait Nelly. Un jour, c'était autour du 15 août 1942, c'est-à-dire en plein Enfer, en pleine extermination massive du ghetto de Varsovie — six mille assassinats par jour —, je suis sorti avec Danouta, sa grande amie, avec qui j'étais un peu copain. Nous marchions dans la rue, et voilà qu'a commencé ce qu'en polonais on appelait l'*akcya*, « l'action », un euphémisme pour désigner la phase préliminaire des assassinats de masse. Contrairement à ce qui se passait en Russie occidentale, on n'assassinait pas les gens sur place à Varsovie : on les emmenait à Umschlagplatz, la place dite des transferts. Là, on les entassait dans des wagons, et l'assassinat avait lieu vingt-quatre heures plus tard, à Treblinka ou à Majdanek, dans les chambres à gaz. Voilà, donc, les Ukrainiens, les Lettons, les chiens, les SS, les policiers juifs, et voilà la foule des gens qui fuient ; les rues grouillantes de monde brusquement deviennent vides et çà et là on entend quelques coups de fusils. Je prends Danouta par la main, je l'entraîne, nous fuyons ensemble. Et puis, à un moment donné, que j'ai oublié — c'est la force du refoulement —, je perds sa main, je la perds de vue. Moi qui déjà étais un grand spécialiste de la fuite — c'est pour cela que je suis toujours vivant —, je passe la porte cochère d'une maison inconnue, monte par l'escalier de service et, en traversant un grenier, j'atteins mon refuge préféré, le toit. Les Allemands, eux, n'y montaient jamais, ils avaient trop peur. Là, donc, j'étais en sécurité et je pouvais regarder l'Enfer : ce qui se passait dans la rue.

Une fois la chasse à l'homme terminée, je suis descendu du toit et je suis rentré à la maison en me demandant où était Danouta. Ayant des relations et même deux membres de ma famille dans la police juive, j'ai essayé de savoir si on pouvait encore la sortir de l'Umschlagplatz. C'était impossible.

Donc, il fallait que je dise à Nelly que j'avais abandonné, que je n'avais pas défendu, que j'avais laissé mourir sa meilleure amie, Danouta. C'était trop pour moi, je ne pouvais pas avouer ma lâcheté, et, ne sachant plus quoi faire, je ne voyais pas d'autre solution pour sortir de l'impasse que de me tuer. Voilà la raison de mon petit suicide. Finalement ce sont mes parents qui ont appelé Nelly. Elle ne m'en a pas voulu ; pourquoi ? Parce que nul n'était tenu à l'impossible ?

Ma seconde tentative de suicide, infiniment plus sérieuse, avait des raisons, au contraire, apparemment futiles. Elle n'eut pas lieu dans notre appartement mais dans un logement de prolos minuscule. C'était quelques mois plus tard, en décembre 1942. Le ghetto était devenu tout petit petit, il avait rétréci comme peau de chagrin ; sur les quatre cent mille habitants du mois d'août, il ne restait plus que cinquante mille, voire quarante mille personnes. Ce sont ceux-là qui se révolteront, qui seront les acteurs de la célèbre insurrection du ghetto, mais nous n'en sommes pas là.

La « raison » de ce deuxième suicide, c'était... un vol raté de petites cuillers électriques [1], une histoire qui m'a longtemps obsédé (un psychanalyste dirait peut-être qu'elle m'a servi à oublier d'autres souvenirs insupportables, parce que, vraiment, mourir pour des petites cuillers dans le ghetto de Varsovie, il fallait le faire). Elle était en fait pour moi un signe : celui de ma non-valeur définitive, de mon incapacité à affronter la vie du ghetto, et même la vie tout court, quand tout pour nous a basculé, c'est-à-dire après la « grande Action » [2].

Peut-être vaut-il la peine de raconter les choses un peu plus en détail, d'évoquer ce faisant une période que peu de gens se rappellent, et pour cause.

Le 22 juillet 1942, nous avons perdu notre logement, et, en même temps, le statut de « bourgeois » que nous avions réussi à sauvegarder jusqu'alors. À ce moment-là, c'est devenu « chacun se débrouille ». Pendant quelques jours, j'ai dormi n'importe où : dans la rue, dans des greniers ; heureusement, il faisait très chaud. J'ai le souvenir du ciel étoilé, magnifique ; je me souviens aussi d'une nuit passée à veiller la mère de Nelly, qui s'était suicidée au cyanure, et d'une autre nuit, aussi, où je me suis saoulé la gueule dans une maison dont les habitants venaient d'être exterminés...

Puis nous avons emménagé dans une maison branlante dont les habitants, qui avaient été assassinés, étaient sans doute extrêmement pauvres. Elle se trouvait à l'extrémité nord du ghetto, près de l'endroit où mes parents avaient trouvé du travail, dans une usine qu'on appelait Transavia.

Il faut savoir qu'à partir de septembre 1942, le travail était devenu obligatoire pour chaque habitant âgé de quatorze à soixante ans ; le ghetto avait été découpé en cinq ou six grands ateliers. Ceux qui n'y travaillaient pas n'avaient plus d'existence légale ; on les appelait les « sauvages » ; ils n'avaient ni bons d'alimentation ni la soupe qu'on servait pendant le travail. Or, c'était mon cas : j'habitais chez mes parents, nous dormions à trois dans la même chambre, et ils partageaient avec moi ce qu'ils recevaient grâce aux tickets ou ce qu'ils achetaient au marché noir. Je n'apportais ni argent ni alimentation, j'étais donc un « sauvage », un « parasite », et, théoriquement tous les « parasites » étaient partis à l'est, dans les camps... C'était l'idéologie nazie : celui qui ne travaille pas doit mourir, et elle était tellement puissante qu'elle déteignait sur ma famille et même sur moi. Jusqu'en juillet 1942, je n'avais pas de remords parce que je faisais mes études, je travaillais pour l'avenir, mes parents avaient encore assez d'argent pour me nourrir, on ne me reprochait pas de ne pas en gagner.

Dès le début de la première Action, le 22 juillet 1942, il n'y avait plus ni école, ni université, ni formation. Je m'étais d'abord occupé à survivre, à ne pas me laisser prendre par la première vague, terminée en septembre, mais depuis je ne faisais strictement plus rien. Je lisais dans un coin ce qui me tombait sous la main. Je le supportais mal moi-même, et on me disait que ce n'était pas bien. Les reproches étaient permanents : non seulement j'étais un feignant, mais je me mêlais de ce qui ne me regardait pas en disant qu'il fallait quitter le ghetto. Et cela, mon père ne l'aurait accepté pour rien au monde pour des raisons éthiques : il ne voulait ni abandonner les autres Juifs à leur sort ni faire courir un risque mortel aux amis polonais qui nous priaient instamment de les rejoindre sans craindre une dénonciation, hélas si banale en ce temps-là.

Je n'étais pas non plus entré dans la Résistance. Il faut dire que j'étais encore très attaché à ma famille bourgeoise, pour qui l'obéissance à la loi était la vertu suprême. C'était en octobre 1942 : je n'avais pas encore dix-sept ans et je n'étais pas très mûr. Six mois plus tôt, j'avais, tout de même, rencontré un garçon de dix-huit ans qui m'avait donné des tracts à distribuer, ce que j'avais fait ; il m'avait laissé son adresse, mais je ne l'avais pas relancé ; je l'enviais, mais je n'arrivais pas à m'imaginer moi-même parmi les résistants. Ce n'était pas le danger qui me retenait, je faisais d'autres choses dangereuses et un peu idiotes ; c'était, je m'en souviens, la pensée, très douloureuse, que je n'étais pas digne d'entrer dans un réseau, qu'ils me trouveraient trop pataud, trop intello, trop patapouf... C'était un sentiment d'incapacité à vivre dans une époque où ce qu'il fallait, c'était la débrouille, le vol et la mitraillette, et non plus les valeurs qu'on m'avait inculquées. Ce sentiment n'était pas sans rapport avec mes pensées suicidaires, mais celles-ci restaient encore plus ou moins larvées.

C'est en novembre et en décembre que les humiliations et les expériences destructrices se sont vraiment accumulées ; au camp d'Okencie d'abord, puis dans un commando de récupération des meubles et des objets abandonnés dans les maisons des morts.

En effet, pour montrer que je n'étais pas un parasite, je me suis mis à chercher un travail, et j'en ai trouvé un à l'aéroport d'Okencie, à quelques kilomètres de Varsovie. Là, des Juifs parqués dans un camp, mais aussi des Polonais libres de rentrer chez eux le soir, démontaient et réparaient les avions détruits sur le front de l'Est. En fait, vu ma maladresse pathologique, mon peu de goût pour le travail manuel et l'absence de tout désir de réparer les avions et de corriger mes fautes, je ne faisais que du sabotage et je me faisais engueuler à n'en plus finir. Je recevais aussi quelques coups, mais rien de vraiment grave, mon accent allemand impeccable m'ayant toujours sauvé ; dès que je pouvais, je récitais des poèmes de Goethe ; là, on m'aurait laissé saboter tout ce que je voulais. Ce n'était pas l'horreur absolue, mais tout de même la vie n'était pas facile ; et puis il y avait la honte de trouver trop dur un travail auquel d'autres, les ouvriers, paraissaient habitués. Peut-être est-ce pour cela, c'est horrible à dire, qu'il m'est difficile de distinguer ce qui relevait, dans ce camp de travail, de la maltraitance due à la guerre — et au fait que j'étais juif — et ce qui relevait tout simplement de ma non-adaptation à la vie de prolétaire. Mais j'étais, tout de même, un prolétaire très exploité : on travaillait six jours et demi — il ne restait donc que le dimanche après-midi pour laver ses vêtements et faire la popote de la semaine —, et à peu près douze heures par jour, avec une nourriture insuffisante. Comme nous n'étions pas payés, et n'avions pas le droit de rentrer chez nous, c'était une condition plus proche de l'esclavage... Mais je n'ai pas le souvenir qu'on ait tué ou même maltraité un seul Juif dans ce camp.

Au bout de quelque temps, peut-être à cause de Goethe, on m'a mis dans un poste « super pépère » : un petit atelier où il fallait visser, dévisser, faire une vingtaine de branchements pour actionner une pompe. C'est là que ma maladresse a frôlé l'héroïsme : je sabotais tant que je pouvais. Alors, comme punition, on m'a donné des taloches, on m'a fait transporter des briques sans arrêt d'un endroit à l'autre et laver d'énormes latrines, ce qui, pour moi, Stasio Tomkiewicz, élevé dans l'idée que je ne travaillerais jamais manuellement, était une humiliation effroyable (je ne savais pas à l'époque que dans la démocratique armée française la corvée de chiottes était de rigueur pour toute recrue intellectuelle...).

Au bout d'un petit mois de ce régime, j'en avais tellement assez, et je me sentais tellement seul sans ma famille, que j'ai décidé de m'évader. Ce n'était pas difficile, sauf si on se faisait prendre : il suffisait d'enlever son brassard de Juif et de sortir avec des ouvriers polonais. Cependant, jeune et inexpérimenté, je ne voulais rien perdre de mes affaires ; j'avais un beau manteau, un magnifique drap jaune d'or, sauvé de la chambre à coucher de mes parents, la dernière chose qui nous restait de notre vieil appartement. J'ai donc fait un gros baluchon de tout ça, et je suis sorti avec. Et bien sûr, ça n'a pas loupé : à la sortie, les gardiens du camp m'ont dit : « Qu'est-ce que tu fais avec ça ? » J'ai reçu une sacrée dérouillée, et on m'a mis à creuser les fosses. C'était vraiment dur, on nous battait sérieusement. Alors, au bout de trois jours, je me suis sauvé, sans rien cette fois-ci, je suis sorti du camp comme une fleur, j'ai pris le tramway, et je suis rentré dans le ghetto.

Mais, contrairement à mon attente, j'y ai été très mal accueilli. Mes parents se sont mis à me traiter d'incapable, m'ont gravement reproché d'avoir perdu mon beau manteau et d'avoir fugué d'un des meilleurs camps de Varsovie ; c'est vrai que les conditions y étaient infiniment meilleures que tout ce que j'ai connu ensuite. Peut-on dire qu'ils avaient intériorisé les principes nazis ? En fait, les nazis avaient réussi à créer, surtout chez les Juifs un peu âgés comme mes parents, l'illusion qu'aussi longtemps qu'on travaillait, on n'était pas menacé. Je vivais très douloureusement ces reproches, sans me rendre compte que mes parents cherchaient à me protéger de la mort et qu'ils avaient mis tous leurs espoirs dans ce camp pour me garder en vie jusqu'à la fin de la guerre. Mais je me sentais profondément dévalorisé et l'idée du suicide a commencé à s'imposer.

Aussitôt, on a fait jouer le piston pour me trouver un autre travail. Notre ancien locataire, M. Brendel, devenu un collaborateur de marque des Allemands, était responsable d'une entreprise assez satanique : le ramassage et le tri, avant l'envoi vers l'Allemagne, de tous les objets trouvés dans les appartements du ghetto vidés de leurs occupants déportés et gazés. Ce bon M. Brendel ne demandait pas mieux que de rendre service à ses anciens hôtes ; en plus, il m'aimait bien, parce que, bon gars, je jouais au bridge avec sa femme pendant qu'il coursait ma gouvernante ; j'ai été accepté aussitôt. Tout le monde m'enviait d'avoir trouvé un boulot aussi « chouette » parce qu'on n'était que rarement battu et pas trop, et qu'en plus on pouvait toujours voler quelque chose. Bref, dès l'aube, on nous emmenait en colonnes, avec des hurlements, en nous comptant et nous recomptant, jusqu'au « no man's land », qu'on appelait aussi « territoire des sauvages ». C'était dans ce quartier de l'ancien ghetto, vidé de ses habitants, que se cachaient les Juifs sans carte d'alimentation. Là, certaines maisons servaient de magasins pour les objets confisqués par les nazis.

Notre travail avait deux objectifs. Certains allaient dans ces maisons vides, où les restes de soupe séchaient sur le plancher, où la casserole brûlée ne chauffait plus sur le feu éteint, où le linge, la vaisselle, les jouets traînaient un peu partout. On enlevait ce qui n'avait pas déjà été pris par les pillards individuels : les meubles, les lits, les armoires, les assiettes, puis le butin était embarqué sur des camions conduits par des Allemands. D'autres s'occupaient du tri, effectué dans des « maisons-magasins » : ils remplissaient des appartements entiers où il n'y avait que des tables, d'autres où il n'y avait que des lits ou des miroirs ou des tables de nuits...

Cette manie de trier qu'avaient les nazis est entrée plus tard dans l'histoire avec les cheveux d'Auschwitz, avec les pantoufles des enfants ; nous l'avons connue, nous, avec les meubles et la vaisselle. J'ai été très heureux d'apprendre après la guerre que tout ça n'avait servi à rien : avec l'insurrection du ghetto, tout a brûlé et très peu de marchandises sont parties en Allemagne.

Il y avait par exemple un magasin où il n'y avait que des œufs. Les Juifs avaient le droit d'en manger tant qu'ils voulaient, ce qui était une vraie fête, mais on les tuait, bien sûr, si on les retrouvait ne serait-ce qu'avec un seul œuf à la fouille après le travail. On racontait qu'un homme était mort sur place après en avoir mangé soixante, c'est pourquoi on conseillait de ne pas en manger plus de quinze à la fois.

Moi, j'aurais bien voulu m'empiffrer comme cela, mais je n'ai jamais travaillé dans les œufs ; je travaillais dans le magasin des miroirs. Je n'y faisais strictement rien, je me cachais parmi les armoires, entre les glaces, dans telle ou telle pièce pour qu'on me fiche la paix. Mais c'était quand même terriblement angoissant, j'étais toujours mort de peur qu'un nazi me trouve à ne pas travailler.

Le moment le plus redouté était celui de l'arrivée devant les portes du ghetto : la plupart des gens avaient volé, ou plutôt récupéré quelque chose et les gardes annonçaient que s'ils trouvaient des objets volés, ils fusillaient tout le monde. Or, une fois — c'est là que j'ai vécu l'humiliation peut-être la plus cuisante de ma vie —, j'avais trouvé quelques billets de banque que j'avais cachés dans mon slip. C'était en pleine nuit, et un SS en uniforme noir avait arrêté la foule des travailleurs, qui ressemblaient à des bibendum, chacun ayant sur lui trois vêtements, des jupes, des pantalons... Le SS se promenait avec son chien et son fouet, et puis tchac ! il m'a sorti du rang. Tout seul sur la place soudain très silencieuse, avec des projecteurs braqués sur moi (c'est pour cela que j'ai mis très longtemps avant de pouvoir les supporter au cours de mes études de médecine), il a fallu que je me déshabille complètement, lentement, pièce par pièce. Le SS m'a fait descendre le slip, et, d'une chiquenaude, il a fait tomber les billets. Je me suis dit alors qu'il allait me tuer, et, je ne sais pas pourquoi, je l'ai regardé droit dans les yeux : il s'est contenté de me donner un coup de fouet sur la figure. Je me suis rhabillé et le chant des travailleurs juifs a repris, brisant ce silence épouvantable. Cette scène, je l'ai si mal supportée que je n'ai pu en parler à personne pendant plus de trente ans...

Je suis tombé sur les fameuses petites cuillers chauffantes (et deux bouilloires) quelques jours après ; c'était un vrai trésor, mais je me suis dégonflé, je n'ai pas osé affronter les Allemands, j'ai tout abandonné dans la rue à l'entrée du ghetto par crainte d'être fouillé. Cet acte apparemment sans importance a porté à son comble mon mépris de moi-même, l'impression d'être aussi moche moralement que physiquement.

C'est ainsi que j'ai décidé de mettre fin à mes jours, convaincu que j'étais un être anachronique, mal foutu, handicapé, qui n'arriverait jamais à se débrouiller dans la vie, que je serais toujours à la charge de mes parents, que si mes parents mouraient, je serais à la charge de la société, que je ne pourrais jamais trouver une femme qui m'aimerait... bref, toutes les idées associées à la perte de l'estime de soi qu'on trouve à la base de la dépression d'adolescent. Et méthodiquement, en quelques jours, j'ai parcouru toutes les pharmacies du ghetto (il y en avait encore, aussi bizarre que ça puisse paraître), et dans chacune, j'ai acheté un tube de Gardénal (le plus connu des barbituriques), lequel Gardénal se vendait à l'époque sans ordonnance : on s'en servait non pas comme traitement de l'épilepsie, mais tout simplement comme somnifère et les Juifs en faisaient grand usage, parce que les nuits d'insomnie étaient fréquentes. Un matin très tôt, lorsque mes parents sont allés travailler, en me laissant seul parce que je n'avais plus de travail, j'ai avalé mes quatre-vingts comprimés de Gardénal sans vodka, sans me saouler la gueule. Je me rappelle très bien ce que j'ai ressenti, à la fois la jouissance, la tristesse, la vie qui vous défile devant les yeux, et ce très lent sentiment de foncer dans le néant. Et puis, oh miracle, je me suis réveillé ; je croyais que j'étais au paradis, ou en enfer, mais je n'étais ni dans l'un ni dans l'autre, j'étais entouré de ma famille. Un compagnon de travail de mes parents, à qui ils avaient demandé d'aller chercher quelque chose dans l'appartement, avait frappé à la porte ; forcément, je n'avais pas ouvert parce que j'étais déjà dans le coma. Comme on lui avait dit : « Le petit est dans l'appartement, il va vous ouvrir », l'homme avait pensé (ce qui montre les conditions de vie dans le ghetto) : s'il n'ouvre pas, c'est qu'il est mort. Il avait donné un coup de pied dans la porte, qui ne valait pas cher parce que c'était un appartement de prolos, il était entré et il m'avait trouvé dans l'état que l'on imagine... Je me suis réveillé trois jours après. C'est là qu'on en arrive à mes motivations d'être psychiatre — et psychiatre d'adolescents.

Il restait dans le ghetto de Varsovie un seul psychiatre à qui faire appel dans ce mois de décembre 1942. Ce psychiatre était l'élève du grand docteur Flatau — à moins que ce ne soit Flatau lui-même, je ne le saurai jamais. Tout ce dont je me souviens, c'est qu'il était très impressionnant... Ce brave homme a foutu mes parents à la porte rapidement, il m'a gardé tout seul avec lui, et il m'a parlé, parlé, parlé, ou je lui ai parlé, parlé, parlé, je ne me rappelle plus qui a parlé le plus à qui. Ce dont je me souviens, c'est que j'ai pu lui raconter tout ce que je voulais faire dans ma vie : aller en France, apprendre les langues, et puis faire ma médecine... Et ce type a réussi, je ne sais pas de quelle manière, à me convaincre d'une chose apparemment très simple mais qui m'a fait l'effet d'une vraie révélation, à savoir que les conditions dans lesquelles nous vivions, là, fin 1942, dans le ghetto de Varsovie, étaient des conditions de vie anormales, et que, à l'issue de cette guerre, il n'y aurait que deux possibilités : ou bien nous serions tous tués par les Allemands et dans ce cas-là, il n'y aurait plus à s'en faire, ou bien l'Allemagne serait battue, ce dont nous étions convaincus, et dans ce cas-là, ma vie serait profondément différente. Dans cette vie qui allait commencer après la guerre, qui serait une véritable vie comme était vraie la vie d'avant-guerre que je ne connaissais pas parce que j'étais trop gamin, dans cette vie de l'avenir qui serait, elle, normale, un garçon comme moi, avec mes dons, mes capacités, mes intérêts, ma drôlerie, je ne sais plus quoi, serait un être de valeur, se débrouillerait bien, ne serait la charge de personne.

Le résultat, c'est que, depuis cette date-là, je n'ai plus jamais fait de tentative de suicide. J'ai également gardé l'idée que c'est l'intervention de ce psychiatre génial qui m'en a dissuadé.

Voilà pourquoi je m'occupe d'adolescents, tout spécialement d'adolescents suicidaires. Voilà aussi comment j'ai acquis la conviction très profonde que l'on peut, non pas guérir, ou soigner, ça, c'étaient des mots trop compliqués pour moi, trop savants, mais dissuader un suicidaire de se suicider ; qu'il est possible, en une seule consultation, avec une seule parole qui ouvre une serrure dans l'âme d'un jeune, de provoquer suffisamment de changement pour qu'il ne veuille plus se suicider, pour qu'il retrouve le goût de vivre.

Aujourd'hui, à plus de soixante-dix ans, avec le nombre de jeunes que j'ai connus, je sais que cette idée était simpliste et souvent fausse : on ne peut guérir en une seule séance que des jeunes qui tentent de se flinguer pour des raisons purement contingentes, et dont la structure psychique personnelle est relativement saine et non dépressive. On ne peut pas guérir en une seule consultation tout ce qui a été gauchi par une mauvaise relation avec l'entourage le plus proche, et ceci souvent depuis la naissance, pire encore, tout ce qui est dû à un équipement cérébral insuffisant ou perturbé. Pourtant cette idée fausse que l'on peut guérir rapidement un adolescent perdu, suicidaire, a certainement été une des racines de mon engagement en psychiatrie.

Ma vocation médicale, elle, était bien plus précoce. Si, plus tard, quand je suis devenu psychiatre, je n'ai jamais renoncé au point de vue biologique, cela tient non seulement à mon refus d'une vision réductrice du psychisme humain[3] mais à un intérêt pour la biologie qui, tout comme le désir de devenir médecin, me vient de l'enfance. Loin d'être strictement personnel et secret, comme l'est resté longtemps mon désir d'être psychiatre, cette vocation-là était parfaitement préprogrammée dès avant ma naissance. Je suis même convaincu que lorsque ma maman et mon papa faisaient l'amour en 1924, ils ne pensaient pas, comme Job dans la Bible, « pourvu que ce soit un garçon », mais « pourvu que ce soit un médecin ».

Des deux côtés de ma famille, il y avait déjà des flopées de commerçants, et même des avocats, que mon père n'appréciait que modérément. Par contre, il n'y avait pas un seul médecin ; or, la médecine était le seul métier digne de ce nom, selon mon père. Je ne sais pas combien de fois je l'ai entendu me répéter : « Premièrement, tu vas aider les gens, deuxièmement, tu seras respecté, tu seras aimé », ou bien encore : « Il faut que les gens disent : “ça c'est un bon docteur ! C'est un Tomkiewicz !” »

Dès ma plus tendre enfance, tout était prêt pour que je puisse intérioriser ce désir de mes parents. Il faut d'abord que j'avoue une vérité bien difficile à reconnaître : mon enfance a été heureuse. Cela m'est apparu avec une évidence de plus en plus éblouissante au fur et à mesure que je voyais des patients. Les gamins de Vitry bien sûr[4], mais aussi les jeunes et les moins jeunes que j'ai eus en psychothérapie. Mon enfance a été heureuse, même si mes souvenirs sont presque toujours des souvenirs désagréables, de contestation, d'engueulades, de lutte, où je me croyais opprimé, battu à tort par mon frère, ma sœur, mes parents, bref une pauvre petite victime d'une famille tout entière liguée contre moi... Mais si on mesure le bonheur de l'enfant à l'affection et l'amour dont il a joui, il faut quand même dire la vérité : peu d'enfants ont été aussi désirés et aussi aimés que moi.

J'étais né sur le tard — il y avait dix ans de différence entre moi et mon frère aîné —, bien douillettement, dans le lit de mes parents, dans une énorme maison de cinq étages et quatre cages d'escaliers, située au numéro 11 de la célèbre, bien que petite, rue Graniczna[5]. Mon père était alors au faîte de sa puissance financière qui a commencé à s'effondrer en 1929 avec le krach de Wall Street, et il venait d'acheter un très gros immeuble de rapport, au numéro 52 de la rue Leszno, où nous avons emménagé plus tard. J'ai été accueilli dans la joie. La légende familiale disait qu'au neuvième jour de mon existence, quand on m'a coupé le prépuce, il y avait six cents invités et que le champagne coulait à flots, mais comme on avait tendance à exagérer dans la famille, je pense qu'il devait y en avoir trois cents au plus.

J'étais un enfant si pataud et si maladroit qu'on me disait souvent que j'avais deux mains gauches, mais j'étais particulièrement précoce quant au langage. Très tôt, j'ai entendu la plaisanterie qu'il faudrait un jour ouvrir le livre d'or des *chochmés*[6] qui sortaient de ma bouche d'adorable bambin dodu et couvert de taches de rousseur. J'étais un *Wunderkind*[7], et il fallait que je tienne bien haut le drapeau de l'enfant prodige. On me montrait un peu comme un singe savant, à la grande jalousie de mon frère et de ma sœur, surtout de mon frère qui me tapait dessus dès que les adultes avaient le dos tourné.

Lui, il était plutôt taciturne et ne montrait pas son intelligence, qui n'avait pourtant rien à envier à la mienne ; il était étudiant à l'école polytechnique dont l'entrée était réservée aux élèves les plus brillants, et souvent refusée aux candidats juifs, mais il ne la ramenait jamais. Il était tellement effacé que je n'ai même pas sa photo, et je vis cette disparition totale, après sa mort prématurée en 1943, comme une tragique injustice. J'ai retrouvé des photos de mes parents ; de ma sœur, j'en ai en pagaille parce qu'elle a survécu ; de mon frère, pas une seule. La seule chose qui reste de lui, c'est son prénom, Victor, et son diminutif, Witek, que ma sœur a fait graver en lettres d'or sur la pierre noire de sa propre tombe, à Londres, avec tous les noms des morts de notre famille restés sans sépulture. C'est là qu'iront mes cendres, quand je serai incinéré.

Dès que j'ai appris à lire, à cinq ans, j'ai été abonné à *La Petite Revue* que je lisais tous les vendredis avec passion. Celle-ci était réalisée par des enfants et dirigée par le grand Korczak[8] qu'on me donnait déjà comme exemple du bon médecin ; je l'ai toujours connu comme une espèce d'Idéal du Moi et il n'est pas étonnant que j'aie éprouvé le besoin, plus tard, de lui rendre un peu de ce que je lui devais.

Peu de temps après, ma famille, avec beaucoup d'habileté, m'a acheté des livres de vulgarisation de médecine ; je me souviens d'un, qui s'appelait *Les Chasseurs de microbes*, traduit du hollandais ou du français. À neuf-dix ans, je connaissais Spallanzani, Pasteur, Koch... et à l'âge de dix ans, si je voulais faire médecine, c'était plutôt pour découvrir un nouveau microbe, ou pour sauver l'humanité de quelque fléau exotique. Je ne voyais pas d'autre destinée pour moi qu'être médecin, et cette idée de soigner les gens m'a marqué si profondément qu'elle ne m'a jamais quittée.

En 1941, j'ai eu mon bac, obtenu clandestinement dans le ghetto de Varsovie. Tout enseignement était puni de mort dès décembre 1939, les chrétiens avaient droit à l'école primaire, les juifs à rien du tout. Cependant, paradoxe de l'histoire, les Allemands avaient autorisé dans le ghetto, en 1941, quelques écoles « professionnelles ». L'une d'entre elles était destinée officiellement à former les agents de la lutte contre le typhus exanthématique : elle devint en fait une excellente faculté de médecine semi-clandestine. L'objectif officiel était de créer des sortes de sous-infirmiers pour lutter contre l'épidémie, apprendre à reconnaître les poux, à connaître les microbes du typhus, à désinfecter les vêtements et doucher la population. En réalité, ce fut une première année de médecine de très haut niveau dont l'enseignement m'a encore servi plusieurs années dans mes études en France. Je me souviens surtout de deux de nos professeurs, qui m'ont profondément marqué, tous deux juifs convertis. Le professeur Zweibaum, un grand histologiste d'une immense gentillesse. L'autre, encore plus célèbre, le professeur Hirschfeld — adjoint de Landsteiner, prix Nobel pour sa découverte des groupes sanguins —, était un type tout à fait phénoménal ; juif converti au catholicisme, il avait été obligé par les nazis à venir vivre dans le ghetto. Il était un enseignant hors pair, et j'ai lu avec passion après la guerre son autobiographie, publiée à Varsovie en 1946.

Honnêtement, il n'était pas question de psychiatrie pour moi à cette époque ; j'avais plutôt envie de faire de la recherche en bactériologie, ou en épidémiologie des maladies infectieuses dans les pays lointains, un peu à la manière des Médecins sans frontières d'aujourd'hui...

Cette école de médecine était passionnante : pendant un an, nous avons appris l'anatomie avec une terminologie latine, ce qui a beaucoup facilité mes études en France, les rudiments de l'immunologie, de l'histologie et de la physiologie. À seize ans, j'ai commencé à faire des dissections, j'avais la nausée. Mais c'était beaucoup moins dur pour un jeune comme moi, vivant dans le ghetto et familiarisé avec la mort, que ce ne l'est pour l'étudiant moyen d'aujourd'hui, ou pire encore, pour celui des années 50, qui devait disséquer de longues heures par semaine des cadavres desséchés qui sentaient le formol ; je me souviens des étudiants qui tombaient dans les pommes. En 1941, les cadavres on les côtoyait, on les enjambait du matin au soir. Des gens gonflés par les œdèmes de famine ; à l'époque, je ne connaissais pas le terme scientifique, mais je connaissais bien la chose, je voyais des morts tous les jours. Et vu que les cadavres frais que l'on découpait étaient ceux de morts de faim dans les rues — on ne disséquait pas les gens « bien » du ghetto —, ces autopsies ne me faisaient pas trop d'effet. C'était presque une défense intellectuelle contre l'horreur quotidienne de la mort : elle devenait un objet de recherche scientifique, un objet d'apprentissage. J'adorais ces « travaux pratiques », j'y allais de très bon cœur, je n'en ai pas loupé une seule séance.

De cela aussi j'ai dû parler à « mon » psychiatre : ce dialogue avait été tellement riche... Et si je suis devenu psychiatre moi-même, c'est aussi pour rendre aux autres ce que j'ai pris à cet homme ; c'est une des motivations les plus fortes que je me connaisse. J'avais une dette envers lui : il avait réinjecté le désir de vivre à l'adolescent perdu et suicidaire que j'étais. Je lui dois sans doute en partie mon invulnérabilité, par la suite, pendant la guerre : je devais survivre, accomplir une mission, devenir médecin...

Mais cette invulnérabilité, je crois que je l'ai acquise surtout un peu plus tard, quand j'ai sauté du train et que mes parents ont été emportés vers les camps d'extermination. C'est là que, dans un mouvement peut-être inconscient mais quasi immédiat, j'ai intériorisé la volonté de mon père qui tenait à ce que je sois médecin. Et à partir de ce moment-là, il n'était plus question de mourir pendant la guerre. Je crois que cet accord complet, total, avec sa volonté a joué pour beaucoup dans la force dont j'ai fait preuve à partir de mai 1943 pour survivre dans les conditions où je me suis retrouvé caché chez les Polonais, et ensuite, dans le camp de concentration.

# II

# Survivre

En face de l'usine Transavia où travaillaient mes parents, il y avait un atelier « de luxe » où l'on fabriquait les ceinturons pour soldats portant l'inscription *Gott mit uns* (« Dieu avec nous »). C'est là que je suis allé travailler après ma tentative de suicide. Ma chambre était dans l'usine, à cinquante mètres de chez mes parents. Je les voyais donc tous les jours, on se faisait la bise, mais j'avais mon espace à moi, même s'il était humide et plein de gros rats.

Dans ce nouveau logement, situé au premier étage, j'ai pu commencer à sauter par la fenêtre. Pas pour me tuer, mais, plus intelligemment, pour m'entraîner, afin de ne pas rater mon coup le jour où j'aurais à sauter d'un train en marche. J'avais compris qu'on allait être gazés, ou, comme on commençait déjà à le dire dès juillet 1942 : « transformés en savon ». Je le savais parce que je croyais ce qu'on disait. Des nouvelles s'étaient propagées ; elles se confirmaient de plus en plus. Les gens s'étaient divisés en deux groupes : d'un côté ceux qui n'y croyaient pas et disaient que c'était de la propagande, que les Allemands ne pourraient jamais faire ça — la force de la négation était aussi puissante chez les Juifs que chez les « bons » Allemands avec qui je discutais à l'usine du camp d'Okencie —, et d'un autre côté ceux qui, comme moi, pensaient :

« Ils veulent notre peau, ils vont tous nous tuer. » Sans cette lucidité, je n'aurais pas survécu.

Non seulement je n'avais plus envie de me suicider, mais je me souviens encore de la période qui a suivi ma rencontre avec le psychiatre comme d'une véritable renaissance. Mes parents ne me faisaient plus la morale, mon suicide avait fait peur à tout le monde ; je me sentais chouchouté par la communauté entière. Une espèce de solidarité s'était créée pour me soutenir : le psychiatre m'ayant prescrit du sang de cheval [1], les contrebandiers, ci-devant prolos, ceux qui amenaient des chevaux vivants dans le ghetto, nous l'avaient procuré ; quand ils avaient appris que le sang était pour le petit du vieux Tomkiewicz qui s'était suicidé, ils avaient refusé de se faire payer.

Je me sentais libre, le printemps approchait, je retrouvais le goût de la vie... C'était pourtant le moment où la mort nous touchait de plus en plus près.

On peut dire que jusqu'aux grandes rafles de juillet 1942, la mort était surdéterminée par la classe sociale et par la richesse. Ceux qui mouraient de faim par dizaines de milliers, c'étaient les prolétaires et les petits artisans ; dans la bourgeoisie, on mourait moins. Même le typhus était une cause de mort peu démocratique car les pauvres en mouraient plus que les riches.

Dans mon entourage, personne n'était mort de faim. L'oncle Félix avait été tué par les policiers juifs avant l'Action, début 1942, parce qu'il avait refusé de payer l'impôt que la communauté juive demandait aux riches. Ils l'avaient emmené au commissariat, lui avaient tapé dessus, mais comme il avait une forme d'héroïsme à la Harpagon, il avait préféré crever plutôt que débourser [2].

L'oncle Maurice était mort « gentiment » dans son lit avant l'Action, du typhus exanthématique, et il avait eu la chance d'être enterré normalement. Sa femme, la tante Ruth, s'était suicidée aussitôt ; plus tard on disait dans la famille qu'elle était la plus intelligente, parce qu'elle n'avait pas vécu le génocide...

C'est en juillet-août, pendant la « grande Action », que nous avions perdu presque tous nos proches. Dès les premiers jours, les Allemands avaient déporté ma grand-mère, ils avaient déporté Elsa, ma gouvernante viennoise qui s'occupait de moi depuis que j'avais six ans et que j'adorais, ils avaient déporté le père de ma cousine Lusia qui habitait avec nous. La veuve de l'oncle Félix, le richissime, est partie à Treblinka avec des kilos de bijoux, de dollars, de lingots d'or.

L'oncle Neufeld, lui, était mort enveloppé dans son *taleth* (châle de prière). Il n'avait pas voulu le quitter et l'Allemand l'avait tué sur l'Umschlagplatz. Quelques semaines plus tard, c'était la tante Rena qui y était allée, volontairement, pour essayer de sauver sa fille, en lui offrant son costume d'infirmière d'Umschlagplatz... Et je passe sur les dizaines d'autres, oncles, tantes, cousins, cousines pauvres et riches des familles paternelles et maternelles.

L'Umschlagplatz, « la place des transferts », signifiait en fait pour nous « l'antichambre de la mort », et son souvenir me hante encore. C'était une gare, à cinq cents mètres de chez nous, avec un quai, des bâtiments de quatre ou cinq étages qui se ressemblaient tous, des escaliers et de grandes salles. Le tout était entouré d'un mur (dont il reste une petite trace) avec une large porte. Une fois entrées, en colonne, poussées et entourées par toutes sortes de polices, les victimes voyaient d'un côté les maisons, et de l'autre, de loin, les wagons...

Sur la place, autour d'une table, se tenaient des SS de haut grade et de moindre importance, un des chefs de la police juive, Szerynski (qui a été exécuté plus tard, fin 1942, par la Résistance juive du ghetto), quelques flics polonais, des Lituaniens. La foule des raflés amenée en camion ou à pied défilait devant la table, un à un. C'était la « sélection » (terme curieusement resurgi de mon inconscient lorsque dans les années 70, je soutenais la lutte des étudiants contre... la sélection à l'entrée en université). Trois destinées attendaient chacun de nous : ou bien être mis tout de suite dans un train, c'était le cas le plus fréquent, ou bien être enfermé dans un bâtiment en attendant un convoi, ou encore être libéré et pouvoir rentrer chez nous. Les nazis jouaient tout le temps le même jeu pervers : étaient sauvés ceux qui avaient telle ou telle carte, ce qui n'empêchait pas parfois l'Allemand de déchirer le document, de gifler son propriétaire et de le mettre dans le train quand même. Étaient sauvés ceux qui plaisaient, ou ceux qui connaissaient tel ou tel flic juif en bons termes avec les Allemands.

« À gauche ! À droite ! À gauche ! À droite ! »

Ceux-ci vont en Enfer, ceux-là vont au Paradis. Depuis, j'ai toujours été fasciné par les tympans en pierre des églises romanes qui montrent le Jugement dernier. Les Allemands dans le ghetto se prenaient ou semblaient se prendre pour ce Dieu tout-puissant qui désigne les damnés et les sauvés.

Une première fois, j'y étais venu volontairement. Les Allemands avaient raflé mon amie Nelly et je voulais la libérer à tout prix. Comme je connaissais quelques officiers de la police juive, dont mon beau-frère, je leur avais fait un chantage : « Si vous l'emmenez, je pars avec elle. » Ils s'étaient concertés et l'avaient tirée du train. Dans la foule précédant la sélection, j'avais été assailli de questions et d'injonctions : « Qu'est-ce que tu fous là ? Veux-tu donc rentrer à la maison ! »

Le 2 mai 1943, j'étais là de nouveau, mais amené de force, avec mon père, ma mère, mon beau-frère, mon frère et ma belle-sœur.

Nous faisions partie d'un des derniers convois du ghetto. La petite usine Transavia où travaillaient mes parents était le seul atelier où les Allemands s'étaient comportés correctement avec les Juifs jusqu'au bout. Le patron, une espèce de Schindler au petit pied — qui ne valait pas le vrai, parce que Schindler a sauvé ses Juifs, alors que lui n'a pas sauvé les siens — affirmait tous les jours que nous allions échapper à la mort. Ce n'était pas totalement un mensonge, je l'ai appris de longues années après la guerre. J'étais convaincu que le train où j'ai laissé mes parents allait à Maïdanek, camp d'extermination : il allait en fait vers deux petits camps, à quinze kilomètres de là, Trawniki et Poniatow, qui étaient plutôt des mini-camps de concentration ; mes parents n'y ont été massacrés que quelques mois plus tard, à coups de mitraillette, pas en chambre à gaz.

Quand l'insurrection avait éclaté, le 18 avril, cet officier de la Wehrmacht, patron de nos ateliers, venait encore nous dire : « Surtout ne faites rien, vous allez avoir la vie sauve. » On était donc là, comme aux premières loges du théâtre, à regarder, pendant treize jours, un événement entré dans l'histoire : « l'Insurrection du ghetto de Varsovie », qui se déroulait à quelques centaines de mètres de nos fenêtres. Un tank allemand immobilisé et incendié le premier jour, ensuite les maisons en flammes, des gens qui courent, les détachements de l'armée qui les poursuivent, et surtout le bruit permanent des mitraillettes, des bombes et des explosions.

Enfin, un matin, l'armée SS pénétra dans la petite rue qui séparait les deux usines, les hurlements retentirent et il fallut descendre et se mettre en colonnes.

Nous marchions en bon ordre, les bras en l'air comme sur l'image bien connue. Cela ne me déplaisait pas : je n'étais plus le bétail qu'on mène à l'abattoir. Grâce à ceux qui combattaient encore en face, j'avais « conquis » un statut, immérité, de combattant. Il devait y avoir à peu près un Allemand pour deux Juifs, alors que dans les rafles de 1942, il suffisait de deux Allemands, quelques Ukrainiens ou Polonais et une quinzaine de policiers juifs pour encadrer une colonne de cinq cents personnes, ce qui m'était insupportable.

Donc, j'étais relativement content. Mais, à l'Umschlagplatz, l'Enfer commença. Comme il n'y avait pas de train, on nous mit d'emblée dans un bâtiment où j'ai vécu au moins vingt-quatre, peut-être trente-six heures, sans rien à manger, rien à boire, et sans latrines. Il y avait des gens à tous les étages et dans les escaliers, complètement terrorisés, qui espéraient toujours trouver où se cacher. Mais là, même moi je ne trouvais plus de cachettes ; je montais tout là-haut, selon ma technique habituelle, mais il n'y avait pas de grenier, il n'y avait rien. Je me rappelle très bien ce sentiment affreux de trouver partout des plafonds sans trou.

Il y avait du sang sur les escaliers et sur les murs car, de temps en temps, les soldats entraient, les SS ou les Lituaniens, et ils tuaient avec leur flingue ceux qui ne leur plaisaient pas, puis ils en amenaient d'autres. Je me rappelle, j'étais toujours avec mes parents, mais je les quittais, je montais, je descendais, je fouinais partout. La chose dont je garde le souvenir le plus fort, ce sont les escaliers.

Trente ans après, venu en Pologne en tant que professeur invité, j'ai fait un cours à l'Institut de psychologie de Varsovie dans un bâtiment qui était en face de la petite plaque rouillée que les Polonais avaient laissée comme seul souvenir de l'Umschlagplatz. Entré dans cette maison, j'ai reçu un choc, comme un coup de massue, en voyant l'escalier, et j'ai dit tout haut : « Mais c'est la maison de l'Umschlagplatz ! » J'ai fait mon cours à ces Polonais et Polonaises tout mignons, nés après la guerre, qui m'avaient accueilli avec de jolies fleurs. Je leur ai dit que j'avais été là, à l'Umschlagplatz, mais ils ne comprenaient rien, j'avais l'impression que je leur parlais chinois... Pendant deux ans, je me suis battu avec mes amis Polonais pour savoir si cette maison était bien celle de mon souvenir. Finalement, dix ans plus tard, sous Jaruzelski, on a entrepris quelques recherches, tout en construisant enfin un monument en marbre, modeste, mais de bon goût. J'ai appris que l'Institut de psychologie servait, pendant la guerre, de caserne aux SS, et que le bâtiment en face où j'avais vécu deux jours était devenu un lycée. J'y suis retourné, toujours à la recherche de ces escaliers, et je les ai vus ; ils étaient remplis de gamins qui montaient et qui descendaient. Quand mon ami a dit au concierge du lycée que j'étais un ancien de l'Umschlagplatz, j'ai vu la haine dans ses yeux. Il a dit d'une voix rogue : « Dépêchez-vous ! Dépêchez-vous ! Vous gênez l'école ! ». Visiblement, ce brave Polonais regrettait que je n'aie pas été gazé. D'habitude, je parle plutôt des Polonais qui m'ont réconforté ou même sauvé la vie, mais il ne faut pas oublier ceux, hélas encore nombreux, qui ont gardé la haine du Juif presque un demi-siècle après l'extermination...

Finalement, le train est arrivé, un train de marchandises toutes portes grandes ouvertes ; on nous a poussés assez sauvagement dans le wagon, un wagon pour six ou dix vaches dans lequel les SS ont entassé cent vingt personnes...

Je ne tiens toujours pas à parler de ce que j'ai vécu et ressenti, dans ce train. Cela m'a hanté des jours et des nuits pendant toute ma vie, mais c'est resté trop douloureux pour être dit. Inutile aussi de rappeler ce que tout le monde peut trouver dans les livres, la puanteur, la soif, les morts... Je me contenterai de raconter comment j'ai réussi à m'en tirer.

Il y avait avec nous plusieurs jeunes de l'insurrection, des garçons et des filles, très beaux, de ceux qu'on appelait « les jeunes des égouts » ou « les jeunes des bunkers [3] ». Ils avaient tous des scies à métaux ; j'en avais une aussi, que j'avais volée longtemps avant dans le magasin de mon père, avec l'idée qu'un jour je serais en prison ou dans un train et qu'il faudrait scier les barreaux.

Il y avait deux techniques de fuite possibles dans le train de la mort : la fuite en groupe en cassant la porte et la fuite individuelle, par la fenêtre. Si on ouvrait la porte, tout le monde sautait, les Allemands tiraient, un certain pourcentage était tué, un autre était sauvé. Les Allemands en général n'arrêtaient pas le train pour si peu. Mais dans notre wagon, la majorité des gens étaient âgés, comme mes parents, et ils ne voulaient pas de cette fuite en masse. Ils disaient : « Si vous ouvrez la porte, nous ne serons pas capables de sauter et nous serons tués sur place... D'ailleurs, ce train ne va pas à Treblinka, ils nous ont promis qu'on allait dans un camp de travail », etc.

C'est donc la fuite individuelle qui a été retenue pour ceux qui voulaient fuir. Elle était beaucoup plus compliquée, parce que, dans ces wagons à bestiaux, la fenêtre était étroite. Très rapidement, les petits jeunes les plus costauds, qui occupaient les meilleures places près de la fenêtre, ont scié les barreaux ; cela faisait une petite ouverture, mais il fallait quand même être assez souple. Deux ou trois jeunes ont sauté, puis mon frère, puis ma belle-sœur[4]. Après chaque saut, les gens regardaient comment cela se passait (sur certains wagons, il y avait une guérite, et à chaque tentative de fuite, des soldats tiraient). Quand mon beau-frère a sauté à son tour, on a entendu un seul coup de feu, puis le silence. Je crois qu'il a été tué sur place. Cela a jeté un froid et le garçon qui devait sauter après lui a eu peur. Je me rappelle que les filles se sont mises à engueuler les gars, en leur disant : « Mais alors, vous n'avez pas de couilles ? »

C'est à ce moment-là que je me suis décidé : j'ai dit : « Moi je veux sauter ». Avec ma tête grassouillette de petit intellectuel pataud, les garçons ne voulaient pas me prendre au sérieux et me disaient : « Tu n'y arriveras jamais ! » Les jeunes filles protestaient : « Mais laissez-le, s'il veut sauter ! » Alors ils m'ont aidé : ils m'ont hissé et c'est là que les exercices que j'avais faits ont servi à quelque chose : je me suis bien retourné dans la fenêtre pour ne pas sauter la tête la première, ce qui était trop dangereux. Quand j'ai terminé mon demi-tour, une fille m'a serré la main pour me dire au revoir. Je me suis agrippé au wagon et j'ai sauté en arrière. Heureusement, le train ne roulait pas très vite ; je suis tombé sur du sable. J'ai été la cible de je ne sais combien de coups de fusil, qui faisaient comme de petits nuages de sable, mais aucun ne m'a atteint. J'ai vérifié que je n'avais aucune fracture, aucune blessure, puis je me suis levé et je suis parti.

Je suis d'abord allé à la recherche des partisans, et je ne les ai jamais trouvés. J'ai erré comme cela deux-trois jours et nuits dans la forêt, tout seul ; je mangeais des baies, de l'herbe, l'écorce des arbres ; puis je suis tombé sur un autre juif qui traînait dans la forêt, un marchand forain qui avait sauté du train lui aussi, disait-il. Il était assez extraordinaire. Il avait sur lui plein de frusques, des jupes, des blouses, des robes, des caleçons pour femmes, des bonnets, toute une mercerie, et il continuait à faire le colporteur dans la campagne. Il était content de me prendre comme associé parce que je parlais polonais mieux que lui. Nous avons erré ainsi d'un village à l'autre pour vendre sa camelote aux paysans. Il marchandait d'une manière effroyable pour vendre ses trucs, comme s'il n'y avait pas de guerre, comme s'il n'y avait pas d'extermination, comme si ces Polonais n'avaient pas eu la possibilité de le dépouiller et de nous donner aux Allemands. Les bonnes femmes lui disaient : « Mais, juif, tu ne vas pas nous demander tant d'argent, n'importe comment, tu vas finir en savon, tu peux nous faire un prix », et lui répondait : « Mais non, mais non, c'est mon dernier prix, je l'ai payé plus cher que ça. » J'étais mort de peur ; je me disais : « Ce type est tellement caricatural, ce n'est pas possible qu'un de ces ploucs ne finisse pas par le tuer ou nous dénoncer aux Allemands. » Mais il faut dire à l'honneur de ces Polonais qu'au moins pendant deux jours, quinze à vingt familles chrétiennes à qui les Allemands auraient donné une bonne prime pour la dénonciation, et qui risquaient la peine de mort pour avoir gardé le silence, ont marchandé et lui ont acheté ses jupes comme si de rien n'était. Au bout de deux jours, je n'ai pas pu tenir, je me suis séparé de lui. Je préférais encore rester tout seul.

Un soir, je me suis abrité dans une étable. Il y avait là des cochons qui grognaient férocement et j'avais une peur bleue que ces grognements n'attirent l'attention du paysan, ou celle des patrouilles... Aujourd'hui je pense en fait que ma peur était plus grande que le nombre des patrouilles qui passaient dans le coin. Par contre, il y avait une vache qui était d'une bonté extraordinaire, et je me rappelle avoir dormi contre son flanc. Cet amour des vaches m'est resté cinquante ans après : quand je vais en vacances dans n'importe quel pays, je prends des photos de vaches en souvenir de cette bête bienfaisante.

Le lendemain, j'ai pris mon courage à deux mains et je me suis présenté aux paysans. C'était pour moi un moment dramatique : selon ce que tous les Juifs racontaient, il y avait une chance sur deux pour qu'ils me donnent aux Allemands. Mais j'étais bien tombé : ils m'ont ouvert la porte, m'ont fait manger à leur table, m'ont réchauffé et j'ai passé une nuit de plus avec eux. Tout le monde mourait de peur que les Allemands ne nous tuent tous, et pourtant cela ne les empêchait pas d'être gentils avec moi.

Il y avait deux raisons à cette gentillesse. D'une part, j'étais sympathique, lycéen, parlant un polonais pur sans trace d'accent yiddish, ayant sauté du train de la mort. D'autre part, j'avais de l'argent et ils le savaient. Ils ne m'ont rien volé, mais ils m'ont vendu, à un prix huit fois supérieur à celui du marché, une petite casquette dégueulasse pour que j'aie l'air un peu moins youpin rescapé. Elle cachait un peu mes yeux, dans lesquels il y avait probablement pas mal d'angoisse, elle me donnait une allure plus *goy*[5], plus paysanne.

Comme je leur avais dit que je ne trouvais pas les partisans et que mes nerfs craquaient, le maître de maison était allé lui-même m'acheter un billet de train pour Varsovie où je pensais pouvoir retrouver ma sœur.

Dans le train de nuit, j'ai fait un choix qui m'a lui aussi probablement sauvé la vie. Il y avait un compartiment où était assis un policier polonais, un « bleu marine », comme on les appelait. Il est écrit je ne sais où qu'on n'est nulle part autant en sécurité que dans la gueule du loup. Je me suis donc assis à côté du flic et j'ai aussitôt engagé la conversation. Et — c'est un mystère que je ne saurai jamais résoudre —, ou bien j'étais un menteur génial, et mon excellent parler polonais a trompé le pauvre homme autant que mes balivernes, ou bien, en bon limier, il a compris toute la vérité, mais il a décidé de me sauver. Son aide n'était pas inutile car deux fois, au moins, des gendarmes ont passé leur tête dans le compartiment ; mais, voyant un policier, ils sont ressortis aussitôt.

Outre les Juifs, ils cherchaient aussi les paysannes qui apportaient à Varsovie des fruits, des pommes de terre, des oignons, pour les vendre au marché noir. Ces paysannes ne risquaient pas la mort comme moi, mais elles avaient peur de se faire confisquer leur camelote. Alors, elles se donnaient le signal d'un compartiment à l'autre en chantant des cantiques en soprano. C'était merveilleux, mais ça me donnait des sueurs froides parce que ça voulait dire : « Les Allemands sont là ! Les gendarmes sont là ! »

À Varsovie, deux gendarmes allemands contrôlaient la sortie de la gare ; j'ai marché derrière mon ange gardien comme un petit chien. Il m'a pris par la main, ou c'est moi qui ai pris la sienne, et j'ai passé le barrage accueilli par les saluts militaires qu'ils s'échangeaient entre eux. Cet épisode montre que même parmi les policiers bleu marine, il y avait peut-être un Juste...

Ma sœur et mon petit neveu avaient quitté le ghetto après le 19 janvier, jour de la première bataille rangée contre les troupes allemandes, reçues à coups de mitraillettes et de cocktails Molotov. Des amis polonais leur avaient trouvé une cachette, dont mes parents m'avaient donné l'adresse ; c'était en face de la Gare centrale de Varsovie, il suffisait que je traverse la rue.

Quand j'ai sonné à la porte cochère, une espèce de

géant en veste de fourrure, un beau Polonais, concierge de son état, m'a ouvert et m'a fait entrer après un interrogatoire policier. La cachette que la baronne Chmielewska avait trouvée était une magnifique maison de cinq étages qui appartenait à une banque. Il n'y avait presque que des bureaux, c'était donc une cachette idéale, et sept ou huit grands bourgeois juifs y vivaient dans d'assez bonnes conditions.

Leur accueil fut atroce. Tout de suite j'ai senti qu'ils auraient préféré que je sois mort ; ils ne dissimulaient d'ailleurs pas leur regret de me voir, me faisaient la gueule, et se plaignaient devant moi du danger que ma présence leur faisait courir.

Pendant la journée, ces juifs riches étaient cachés au premier étage, dans un local infiniment plus confortable que le nôtre, et, dès cinq heures, quand les bureaux étaient libres, ils y venaient pour se détendre, jouer au bridge ou au poker, bien manger, bien boire. Ma sœur, par contre, habitait dans un appentis sans fenêtre, une pièce triangulaire dont la base devait faire moins de deux mètres et le côté le plus long guère plus de trois. Il y avait juste un lit pour elle, et moi je dormais dessous. Mon neveu, âgé de quatre ans, était hébergé ailleurs. On ne sortait pas, on vivait dans ce triangle, comme dans une prison ; quand je n'en pouvais plus, l'appariteur me laissait descendre une demi-heure dans les bureaux, ce qui n'était pas très agréable non plus.

Matériellement les conditions étaient dures ; psychologiquement, elles étaient insupportables. Ma sœur répétait sans arrêt : « Il n'y a pas de bon Dieu pour que des gens aussi bien que mes parents et mon mari soient assassinés alors que ce petit bout de rouquin reste vivant. » Ce n'était pas très valorisant pour un adolescent. Le pire, c'était que j'étais presque d'accord avec elle ; je ne pouvais pas lui en vouloir... Dans l'appartement d'en face habitait Mme Tomaszewska, une

Polonaise qui recevait toutes les nuits des Allemands. La Gestapo, les SS, les soldats défilaient, et ma sœur disait : « Moi, j'ai une tête de Polonaise — c'était faux, on voyait bien qu'elle avait les cheveux teints —, mais toi, on voit tout de suite que tu es un youpin, tu vas nous faire tuer. »

J'ai vécu là peut-être deux mois, comme dans un long cauchemar ; nous mangions bien mais nous payions lourdement. Nous avions de l'argent, mais dix fois moins que les gens du premier étage, et il fondait, fondait ; nous savions que lorsqu'il n'y en aurait plus on nous mettrait dehors. La femme de l'appariteur, Mme Merlak, était charmante, elle disait tout le temps à ma sœur : « Mais vendez-moi ça, vendez-moi ça, n'importe comment vous finirez en chambre à gaz, à quoi bon garder toutes ces affaires, ça me sera plus utile qu'à vous. » Et ma sœur vendait ce qu'elle avait emporté avec elle du ghetto.

Je n'en pouvais plus, je disais que je voulais m'en aller, chercher les partisans ; ma sœur s'y opposait avec force, elle se sentait quand même responsable de moi. J'essayais de téléphoner à Nelly, sans succès. Je voulais retourner dans la forêt, aller tout seul n'importe où, au Diable.

C'est dans cette atmosphère qu'arriva la nouvelle de l'hôtel *Polski*. Il ne faut pas croire que nous étions coupés du monde : les Polonais nous apportaient des journaux, et Lusia, une cousine très courageuse et d'allure très aryenne qui marchait tout le temps dans Varsovie, nous en transmettait également. La nouvelle était la suivante : les Juifs qui en avaient les moyens pouvaient se rendre à l'hôtel *Polski*, situé dans le quartier chic de Varsovie, tout près du Palais royal. Là, une filière de la Gestapo allemande et juive vendait, à prix d'or, des faux papiers, des passeports de différents pays d'Amérique du Sud dont les véritables destinataires avaient été massacrés entre juillet et septembre 1942. Avec ces passeports, il était possible de partir pour Vittel ou même pour la Suisse.

Il faut comprendre dans quel état de misère nerveuse, de détresse totale, de désespoir nous étions pour envisager de faire confiance à la Gestapo ! Au téléphone, les discussions étaient épiques, autant avec ma cousine qu'avec la baronne et sa fille Stenia, une véritable tête brûlée, âme de toutes les filières clandestines... Finalement, nous nous sommes séparés en deux groupes. Ceux qui avaient suffisamment d'argent pour rester dans la cachette sont restés à Varsovie. Quant à ma sœur et moi, outre notre propre situation, nous étions de plus en plus inquiets pour mon neveu Marcin. Il était caché chez une femme qui recevait tout le temps des Allemands, dont certains jouaient avec lui. Il aurait suffit que l'un d'eux s'amuse à lui enlever sa culotte et voie qu'il était circoncis pour qu'on le tue, tout enfant qu'il était. Nous nous sommes donc dit : « Tentons notre chance. » Ma sœur y est allée la première et s'est fait éconduire aussitôt : « Tu n'as pas d'argent, allez, fous le camp » ; elle était rentrée en pleurs.

J'ai dit que je voulais essayer moi aussi, ce qui a fait rire tout le monde. « Comment ? Toi, un rouquin ! Avec la gueule que tu as, tu vas réussir là où ta sœur a échoué ! » Mais ils m'ont tout de même laissé sortir.

Alors je me suis retrouvé dans ces rues de Varsovie que j'aimais tant autrefois. J'avais très peur quand je voyais des Allemands, mais plus encore quand je voyais des policiers polonais, parce qu'ils nous reconnaissaient mieux que les Allemands. De toute façon j'étais mort de peur devant tout le monde, parce que chaque Polonais pouvait être un dénonciateur. Quand j'en ai eu marre d'avoir peur, je me suis réfugié dans une église où j'ai fait force signes de croix, c'est de là que date mon tic de me signer, si étrange pour un Juif athée. Enfin je suis arrivé à l'hôtel *Polski*.

Il était gardé par des gendarmes allemands... Mais là, ils avaient un sourire qui allait d'une oreille à l'autre ; ils ne m'ont même pas demandé pourquoi je ne portais pas l'étoile de David, crime habituellement puni d'une balle dans la tête. « Entrez donc, Juif, entrez donc. »

Dans l'hôtel, l'ambiance était assez particulière, ça ressemblait à un bordel sur un cimetière. Le cimetière était dans notre tête ; le ghetto avait brûlé, il n'y avait pas un seul d'entre nous qui n'ait pas perdu une mère, un père, un frère, une sœur, des tantes... Mais l'ambiance était joyeuse ; les gestapistes juifs, pourris d'or, de bijoux, buvaient du champagne et mangeaient du caviar, et derrière certaines portes on entendait les couinements voluptueux des filles... J'errais dans la cour, dans les étages, je me demandais ce que j'allais faire, et tout à coup, je sens une main sur mon épaule et une voix me dit : « C'est toi ? Stasio Tomkiewicz ? » Je regarde, c'était M. Engel, un policier juif, ami de mon beau-frère. Je ne sais pas comment il avait atterri là ; il était probablement lié avec la Gestapo de Varsovie, mais je préférais ne pas le savoir... Il m'a serré dans ses bras, m'a fait manger, m'a trouvé une chambre. Je lui ai expliqué ma situation et il m'a dit : « Il reste encore quelques places sur la liste palestinienne ; je t'inscris, à l'œil, bien sûr ». J'ai objecté que je ne pouvais pas partir sans ma sœur et mon neveu : « OK, on va les chercher ».

Pour être inscrit sur la liste palestinienne, il n'était pas nécessaire d'avoir de faux papiers, l'inscription était laissée au bon vouloir de la Gestapo de Varsovie, et M. Engel en était le responsable. À la suite de négociations entre la Gestapo de Berlin et le pouvoir anglais en Palestine, les deux ou trois cents Juifs inscrits devaient servir de monnaie d'échange contre des Allemands retenus prisonniers en Palestine, échange qui n'a jamais eu lieu.

Au moment de partir, nous avons appris que M. Kirszenbaum, militant socialiste et notre voisin de la rue Leszno, et sa fille, une grande amie à moi, avaient été tirés du premier convoi et fusillés devant le train sous les yeux de tous. Cela nous a pas mal refroidis, mais les dés étaient jetés. À la gare, un train de voyageurs, et non un train à bestiaux, nous attendait, ce qui nous redonna confiance. On s'y installa. Dès le départ, il se dirigea pleins feux vers l'Ouest ; ce n'était donc ni Treblinka ni Maïdanek, cela pouvait être Vittel ou la Suisse...

Durant le voyage, la nourriture ne manquait pas : les amis de ma sœur nous en avaient apporté et Mme Merlak nous avait préparé de bons colis pour soutirer encore un peu de sous à ma sœur. On avait des œufs durs, du jambon, des boîtes... au moins huit ou dix kilos de nourriture.

Un soir, le train est arrivé dans une espèce de cul-de-sac, une rampe qui existe toujours et que je vais visiter tous les dix ans ; c'était Bergen-Belsen.

Là, les SS ont complètement oublié que nous étions de bons Juifs importants, Palestiniens, Uruguayens, Argentins, et on nous a accueillis comme dans un vrai camp de concentration ; les réflecteurs, les coups de crosse, les hurlements : « Dépêchez-vous ! Dépêchez-vous ! » La sélection seule manquait. Deux personnes qui possédaient du cyanure de potassium sur elles l'ont avalé tout de suite, prises par la terreur.

Les SS nous ont mis en colonnes, les hommes d'un côté, les femmes de l'autre... Là, toujours aussi peu dégourdi, j'ai fait un geste qui m'a poursuivi des dizaines d'années. « Déposez vos sacs ici, vous les retrouverez au camp ! » avaient ordonné les Allemands ; bête et discipliné, on me dit de poser le sac, je pose le sac, et bien entendu, on ne l'a jamais retrouvé. Pendant vingt-trois mois, ma sœur m'a reproché ce sac, qui grossissait avec le temps : si on l'avait gardé, on aurait vécu à Bergen-Belsen comme des princes, et c'était de ma faute si l'on crevait de faim.

Puis on a marché. J'ai refait ce chemin pendant mes pèlerinages ; c'est vrai qu'en voiture, quatre ou cinq kilomètres, c'est vite fait, on roule au milieu d'une belle forêt, c'est très calme. Mais cette nuit-là, en août 1943, avec les Allemands qui nous poussaient en hurlant à coups de crosse, ce n'était pas du tourisme...

Notre premier camp, à Bergen-Belsen, n'était pas si mal que ça, même s'il était très mal vécu par tous ces bons Juifs qui croyaient arriver à Vittel et qui se retrouvaient dans une ambiance concentrationnaire avec les miradors, les barbelés et toute la panoplie classique... Un grand camp tout blanc, tout nu, d'énormes baraques en béton sans un lit, sans rien, sauf de la paille[6]... Il a fallu s'habituer. Quand nous avons commencé à reprendre nos esprits, nous nous sommes vite rendu compte que notre situation était, disons, intermédiaire. Ce n'était pas du tout ce que la Gestapo de Varsovie nous avait promis, ni l'hôtel du Parc de Vittel, ni la Suisse... C'était un camp de concentration, dans toute son horreur, mais les conditions de vie y étaient infiniment meilleures que dans les camps de concentration « ordinaires » comme Buchenwald, ou d'extermination, comme Birkenau. C'était aussi beaucoup mieux que les quelques autres camps dont l'ensemble formait Bergen-Belsen et que l'on entrevoyait à travers les barbelés ou en allant aux douches.

La différence principale était l'absence de tortures

et d'assassinats, courants dans le sous-camp de prisonniers soviétiques tout proche, et l'absence de chambre à gaz [7]. Il y avait cependant des fours crématoires, qui m'ont poursuivi, jour et nuit, des années durant. Tout le monde savait que par les cheminées, c'étaient les nôtres qui partaient.

Autres différences essentielles, nous ne travaillions pas, nous n'étions pas tatoués, nous gardions nos vêtements et nos effets personnels. Jusqu'en juin 1944, on nous affamait moins qu'ailleurs. La nourriture officielle était composée de café, de soupe encore assez riche en légumes en ce temps-là ; quand on avait de la chance, on pouvait trouver un jour sur deux un morceau de viande qui surnageait. On avait aussi de cent à cent cinquante grammes de pain par jour et une fois par semaine un minuscule morceau de fromage et de pâté d'allure suspecte. Les enfants avaient droit à un bol de lait avec des nouilles (c'est resté longtemps le rêve de ma vie). En plus de cette nourriture officielle, meilleure pour les enfants que pour les adultes, il y a eu une cantine, qui a disparu après juillet 1944. On y trouvait, moyennant finances, un petit peu de cigarettes, du fromage, et surtout des moules. Pour les bons Juifs de Pologne, manger des moules, c'était comme pour un Français manger un serpent vivant, c'était scandaleux ; de plus, elles marinaient dans l'acide salicylique et puaient affreusement. Comme personne ne voulait en acheter, les Allemands ont décidé de les donner. Les tonneaux de moules restaient là un jour, deux jours, une semaine, et personne n'en mangeait. Tant qu'il reste de la nourriture dont personne ne veut, c'est un bon indice que la famine n'est pas encore là.

Certains avaient avec eux de l'or, des dollars, des bijoux, de la nourriture, cela permit à la communauté de survivre pendant deux ans. Autre fait capital pour maintenir notre humanité, notre camp était mixte : la nuit, les hommes avaient leurs baraques, les femmes les leurs avec des enfants. Le jour, la circulation était libre.

Cette première période n'était donc pas l'Enfer, juste le Purgatoire... Disons, un camp d'internement.

Les Allemands nous promettaient toujours de nous échanger, les mots magiques circulaient encore : Suisse, Uruguay, Vittel, mais les gens y croyaient de moins en moins. Si ma mémoire est bonne, notre train, ou, comme on disait, notre « transport », était le deuxième à venir occuper la partie du camp qui nous était destinée. Il y avait pas mal de place et même un sentiment de vide ; il ne dura pas longtemps. Dans les semaines qui suivirent, d'autres transports arrivèrent. Le camp se remplissait, la promiscuité apparut très rapidement, et avec elle, les déménagements dans des baraques en bois vert, où s'entassaient des lits superposés à deux étages. Nous étions alors environ trois mille, hommes, femmes et enfants, dont moins de trois cents « Palestiniens ».

Au bout de quelques mois vinrent à deux reprises des messieurs en civil fort polis et aimables de la Gestapo de Berlin. À chaque fois, ils apportaient une liste nominale, faisaient un appel ; il durait longtemps et personne ne savait s'il devait espérer ou craindre d'être appelé. Aucune famille n'était séparée. Les Allemands déclarèrent au groupe ainsi formé qu'il allait partir en Suisse. Tous ont été gazés aussitôt arrivés à Auschwitz ; nous l'avons appris progressivement. Dans ces groupes, il y avait une dizaine de membres de ma famille et quelques très bons amis, tous munis de passeports sud-américains chèrement payés.

J'ai honte d'avouer ma satisfaction après un de ces départs ; il était suivi d'une brève période où les conditions d'habitat étaient très nettement améliorées : couvertures à volonté, un voire deux lits à deux étages par personne. Ces quelques jours, ou semaines, faisaient exception à la loi de surpeuplement progressif qui rendit notre vie infernale les derniers mois de la déportation.

La vie s'organisait. Un dirigeant, *Lagerälteste* (textuellement, « l'ancien du camp »), chargé des relations avec les SS, s'était imposé. Il s'appelait Solowieyczyk, c'était un ingénieur, un type lumineux, d'une honnêteté rare, qui jouissait d'une confiance absolue de la part de tous les détenus et contribuait à maintenir le moral. Tant qu'ils ne nous assassinaient pas, les Allemands voulaient toujours construire un semblant d'autonomie, cela faisait partie du système nazi. Il n'était pas élu, la démocratie n'allait pas jusque-là, mais il bénéficiait d'un consensus.

Les moments forts de la journée étaient les distributions de la soupe quotidienne et des rations solides une ou deux fois par semaine. Outre ces préoccupations alimentaires, il fallait tenir propres nos baraques ; les Allemands exigeaient une allure impeccable à tout moment.

Le soir, certains faisaient des prières, il y avait des groupes où l'on parlait politique ; parfois, nous récitions des poèmes, nous faisions des spectacles. Nous avions une petite vie culturelle, mais son organisation ne requérait pas le même héroïsme qu'à Auschwitz ou Buchenwald. Pourtant elle avait la même fonction que là-bas, ou que dans le ghetto : maintenir pour nous-mêmes notre image d'être humain, pour lutter contre les nazis qui voulaient nous montrer que nous étions des sous-hommes.

Cette activité culturelle nous aidait aussi à penser, à imaginer l'avenir, le monde de l'après-guerre. À Bergen-Belsen, contrairement au ghetto[8], à cause de la politique ambiguë des Allemands qui, tout en nous affamant progressivement, nous entretenaient implicitement dans l'espoir que nous finirions par aller en Suisse, nous ne croyions plus qu'ils allaient nous assassiner[9]. De plus, la défaite des Allemands devenait prévisible ; tous les jours la « radio clandestine » alimentée, moyennant finances, par des Allemands réputés moins salauds que les autres, nous donnait des nouvelles, certes pas très fraîches et de source allemande, mais c'était mieux que rien. Nous pouvions espérer notre libération si nous ne mourions pas du typhus ou de faim avant.

Signe de cet optimisme, les parents se posaient des questions : « Qu'allons-nous faire pour que nos jeunes ne perdent pas de temps ? » Pour y répondre, nous avions organisé de vrais groupes scolaires. Les mamans nous confiaient leurs gamins, nous honorant parfois, en échange, d'un peu de nourriture ou de cigarettes. Personnellement, j'enseignais le polonais, l'allemand, l'anglais, et mon meilleur copain, Olek Bizger, les maths et les sciences. Comme ma tête inspirait déjà confiance, j'étais devenu aussi un dépotoir à souvenirs, à angoisses, à chagrins... Bien plus tard, je me suis dit que j'avais fait là mes premières psychothérapies sauvages.

Mon apprentissage intensif du français et de l'anglais relevait de la même confiance dans l'avenir : j'étais certain, et j'avais raison de l'être, que j'aurais besoin de ces langues plus tard. Pour apprendre le français, je m'étais lié avec un petit vieux, grincheux, grognon, qui m'adorait. Il me prêtait un manuel de français en allemand ainsi qu'un excellent dictionnaire allemand/français, le célèbre *Langenscheid*. Je complétais ensuite cet apprentissage avec des Grecs. Ces « Grecs » étaient des Juifs de Salonique et d'Athènes, qui, pendant un certain temps, ont partagé notre camp et sont restés, jusqu'à la fin, nos voisins, juste séparés par une seule rangée de barbelés mal surveillés. Parmi eux, il y avait un gestapiste notoire et affreux mais aussi une grande quantité de gens épatants, supérieurement cultivés, parlant un français parfait. Une jeune femme très belle, Nora Saporta, devint vite ma meilleure amie [10]. C'est elle qui me donna des leçons orales de français ; elle me donna également de la nourriture, car ces Grecs étaient beaucoup moins affamés que nous, étant arrivés plus récemment. Elle m'aida beaucoup matériellement, et encore plus moralement.

Il y avait pourtant un moment de la journée où, dès le début, notre camp ressemblait à un vrai camp de concentration, c'était pendant les appels. Ils duraient au moins deux à quatre heures mais ils pouvaient aussi se prolonger huit, douze heures, sans manger, sans boire, les SS passant avec leurs chiens, nous comptant et nous recomptant — ils se trompaient toujours, exprès bien sûr — que ce soit en plein soleil l'été, ou dans la neige, la pluie, la boue quand c'était l'hiver, particulièrement froid et pluvieux dans cette région du nord de l'Allemagne...

Mon autre souvenir horrible, ce sont les latrines ; une longue baraque avec, au milieu, une énorme fosse à merde, bordée, de chaque côté, par une balustrade qui servait de siège à plus d'une centaine d'hommes ou de femmes. Au-dessus de la fosse, derrière le dos des gens, courait une poutre en bois qui pouvait servir de soutien, le bras tourné, tant qu'on était assez fort, mais quand on était affaibli par la dysenterie... Il est arrivé qu'un détenu tombe dans la fosse et s'y noie...

Mais il y avait aussi des moments qui permettaient encore de rêver : je pense aux rares plaisirs de table, quand j'ai mangé en une seule fois plusieurs rations mises de côté au risque d'être volées ; repas agrémentés parfois par la convivialité de deux jeunes filles devenues mes « copines ». Je repense parfois aussi au soleil couchant derrière le petit bois, au-delà des barbelés.

Tout s'est brutalement aggravé le 6 juin 1944. Avant la confirmation donnée par la radio clandestine, j'ai « appris » le débarquement le jour même par la baisse drastique des rations alimentaires, réduites de moitié, puis des deux tiers, pour aboutir à une absence quasi totale de nourriture à partir de février 1945. C'est à partir de là que les moules sont devenues une denrée précieuse, les tonneaux diminuaient, il fallait organiser des répartitions ; à la fin, les gens se battaient pour une moule.

La boue devenait obsédante, les déménagements fréquents ; lors de l'un de ces déplacements, les lits reçurent un troisième étage, et devinrent de plus en plus serrés dans des baraques de plus en plus sales. En janvier, la famine fut totale ; c'est là qu'ont succombé tous ceux de notre petit camp qui sont morts de faim ; c'est là que quelques-uns d'entre nous ont pris l'allure du « musulman » classique, l'uniforme rayé en moins.

Le dernier mois, nous étions moins de trois cents survivants dans une petite baraque, à trois dans chaque lit ; nous recevions, et pas tous les jours, une soupe de plus en plus aqueuse et trente grammes de pain sec pour trois jours.

Notre seul espoir venait des nouvelles du front. Nous savions que les Allemands allaient perdre la guerre très bientôt, et c'était une vraie course contre la montre pour arriver vivant à ce jour rêvé. Je me rappelle avoir eu un petit rôle positif pour mes codétenus, parce que j'avais un moral d'acier et que je passais mon temps à parier que nous serions libérés en septembre, à Noël, etc. Je perdais toujours mes paris et cela me faisait perdre une demi-assiette de soupe, un quignon de pain ou quelques cigarettes, mais cela maintenait le moral. Personne ne savait la date de la libération, mais tous savaient que nous serions libérés, morts ou vifs.

J'ai fait alors une chose qui paraîtra complètement délirante ; elle montre bien mon état d'esprit à l'époque. En décembre, j'ai commencé à me poser des questions : « Comment vais-je paraître dans le monde après la Libération ? Je n'ai plus rien à me mettre sur le dos, mes vêtements ne sont que des chiffons, je n'ai plus de chaussures, je n'ai plus rien, personne ne m'adressera la parole, je serai un clodo ». Je ne faisais aucune confiance aux Juifs du monde entier, ni aux démocrates vainqueurs. Ils nous avaient tellement laissé crever sans bouger le petit doigt que nous n'avons pas pensé une seule seconde qu'ils se jetteraient sur nous comme la vérole sur le bas clergé pour montrer leur gentillesse, leur bonté, leur générosité et leurs soucis pour nos corps amaigris. Je n'ai absolument pas imaginé que, dès la Libération et pendant un bon moment, je serais comblé de lait condensé, de corned-beef, de cigarettes, et même de vêtements. Je ne savais plus quoi me mettre et j'étais très malheureux. De l'autre côté des barbelés, il y avait le camp des Hollandais, celui où mourut Anne Frank, que j'ai découverte quinze ans plus tard, quand son célèbre Journal a été publié. Leur groupe était très intéressant, parce que ces Hollandais étaient très riches, très bien habillés, et ils étaient dix fois moins affamés que nous, étant arrivés plus tard. Nous étions séparés par des barbelés, mais cela n'empêchait pas le commerce. C'est à ce moment-là que j'ai acheté à l'un d'eux un costume super chic, trois pièces, en laine anglaise gris clair, un des costumes les plus cossus que j'ai eu dans ma vie, que j'ai payé un kilo et demi de pain. C'est-à-dire que je me suis privé de quinze jours de nourriture pour pouvoir m'offrir ce luxe. Il fallait que je sois fou. Le costume, bien entendu, a été brûlé par les Américains le lendemain de la Libération, parce qu'il était couvert de poux et plein de microbes du typhus... Pendant cette période atroce, ce sont deux colis de la Croix-Rouge, composés de nourriture hautement calorique, qui m'ont permis de survivre [11].

Je n'ai pas vu la libération du camp. Le 7 avril, les SS nous ont dit : « Les volontaires peuvent venir », ils nous donnaient le choix, ce qui montre l'ampleur de leur désarroi. Dans notre groupe palestinien, il y avait déjà pas mal de morts de faim, de typhus exanthématique, de diarrhées sanglantes, de dysenterie. Je me suis dit : « On y va. Je me sauverai plus facilement d'un train que de ce merdier affreux. » Je ne savais pas que le camp serait libéré six jours plus tard, le 13 avril 1945, par les Anglais.

On nous a donc entassés dans un de ces trains qu'on appelait *Nacht und Nebel*, « Nuit et Brouillard », qui allaient Dieu sait où. Le but officiel était Theresienstadt, mais je pense plutôt qu'ils avaient reçu l'ordre de nous tuer. Nous avons erré huit jours, dans ce train, nous avons fait deux cents kilomètres sans manger, sans boire ; enfin nos gardiens, après des pourparlers avec notre *Lagerälteste* Solowieyczyk, ont accepté nos derniers bijoux ou dollars, et se sont sauvés sans assassiner personne.

Les vingt-quatre ou trente-six heures d'anarchie dans un no man's land, après la fuite des Allemands, sont restées lumineuses dans mes souvenirs. Je suis allé chercher à manger avec mon petit neveu âgé alors de six ans. On a marché à travers champs, c'était beau, c'était la liberté, c'était le printemps. Et puis plouf ! au-dessus de nos têtes, un bombardement... On revenait à septembre 1939. La guerre s'est terminée pour moi comme elle avait commencé... Cette fois-ci, c'étaient les Américains et les Russes qui bombardaient la bonne ville de Magdebourg. C'était drôle : je n'avais pas peur du tout, il n'était pas pensable que quelque chose puisse m'arriver. D'ailleurs, les balles passaient au-dessus de nos têtes ; elles venaient de tous les côtés, je n'y comprenais rien, comme Fabrice à Waterloo. Je disais au petit de se coucher, ou de courir, on jouait aux petits soldats. Au village, des Allemands nous ont donné à manger, pas de gaieté de cœur, mais parce qu'ils avaient peur de nous, tout petits, affamés, affaiblis et en haillons que nous étions. On a rapporté une poule, des patates, on est revenus dans le train, ma sœur a cuit le poulet, on l'a mangé avec le bouillon et les patates. C'était à côté du train, qui ne bougeait pas, et nous on était là, libres, on pouvait sortir, en pleine campagne, aller où on voulait...

Ensuite les Américains sont arrivés... Ils nous ont installés dans une ville appelée Hillersleben, dont ils ont viré tous les Allemands, Dieu soit loué. Nous les avons vus partir comme des minables, avec des sacs sur le dos ; nous nous sommes dit : « C'est leur tour », et nous avons occupé leurs logements.

Jusqu'à l'année dernière, je n'avais gardé que peu de souvenirs de Bergen-Belsen ; juste une image vague de boue où je m'enfonçais pendant trente ans de cauchemars à répétition.

Plusieurs raisons expliquent cette mémoire floue et défaillante : l'une est physiologique, c'est le coma où m'a plongé pendant une bonne semaine le typhus exanthématique qui m'a terrassé brutalement au troisième jour de ma liberté. Il a effacé surtout mes derniers souvenirs, ceux des temps les plus durs du camp. Les autres sont psychologiques. La plus évidente est que, pour vivre, j'avais besoin d'oublier... On peut dire aussi que j'étais tellement investi dans l'avenir que mon corps n'avait que peu d'importance, et que j'ai oublié ainsi mes souffrances corporelles. C'est une remarque de mon amie Marie-Jo Chombart de Lauwe qui m'a ouvert les yeux sur l'étendue de ces oublis. Après avoir visionné mon témoignage sur Bergen-Belsen, enregistré en 1995, elle m'a dit : « J'ai eu l'impression que tu étais là-bas comme dans un pensionnat, cela ne colle pas vraiment avec les autres témoignages. » J'ai été quasi bouleversé par cette critique de ma retenue, cet *understatement*, comme disent les Anglais, et j'ai eu peur que cette cassette puisse servir un jour aux négationnistes pour dire que les Juifs étaient heureux dans les camps. Il me fallait aller plus loin pour débusquer mes souvenirs et mes résistances. J'ai fini par découvrir le phénomène subtil qui obscurcissait mes souvenirs. C'était la honte d'avoir été en quelque sorte *privilégié* par rapport à ceux qui avaient connu les camps « classiques », comme Buchenwald, sans parler d'Auschwitz, dont j'ai vite appris le système mortifère et déshumanisant par mes nombreux amis anciens déportés, et par mes lectures d'immédiat après-guerre [12].

C'est très récemment que deux lectures m'ont bouleversé et permis douloureusement de vaincre cette amnésie.

D'abord la relecture d'une petite brochure posthume de ma sœur sur Bergen-Belsen où elle raconte des horreurs dont je croyais ne pas me souvenir. Je pensais alors tout simplement qu'elle y avait écrit ce qu'elle a lu par la suite dans les journaux, aux procès de l'équipe SS de Bergen-Belsen, bref, qu'elle s'était livrée à une petite mystification. Un mois plus tard, j'ai reçu en cadeau un bref récit intitulé « Une petite fille privilégiée » ; c'est l'histoire d'une petite juive française, née en 1933, qui, en juin 1944, est venue dans un de ces cinq camps de « privilégiés » de Bergen-Belsen, elle avait donc vécu exactement dans les mêmes conditions que moi [13].

Cette jeune fille raconte, comme moi, pas mal de choses chouettes, ses études, ses jeux, et les taquineries entre enfants... Mais elle relate aussi les atrocités qu'elle voyait autour d'elle à partir de Noël 1944 et celles dont elle a souffert dans son propre corps d'enfant, les deux choses que j'avais oubliées, ou peut-être « refoulées ».

J'étais par exemple profondément convaincu d'avoir vu un seul charnier avec des morts ; or, son récit et celui de ma sœur se confirment tant l'un l'autre que je ne peux plus mettre en doute les descriptions de ma sœur des petites charrettes tirées par des déportés à moitié morts, remplies de cadavres entassés dans des positions grotesques qui, les dernières semaines, passaient tous les jours devant notre camp, en chemin vers les fours crématoires et vers les fosses rapidement creusées. Auparavant, je ne « voyais » qu'un seul monticule composé des cadavres, dégageant une odeur de putréfaction différente de celle de chair brûlée...

Sortirent aussi de l'oubli d'autres spectacles aperçus à travers les barbelés : les troupeaux de femmes évacuées d'Auschwitz, amaigries, des squelettes vivants, vêtues de haillons rayés, tatouées, qui mendiaient. Le camp dit « des tentes » contenant des centaines de femmes qui triaient ou réparaient vêtements, chaussures, objets des assassinés, est redevenu une image vivante grâce à des bribes de conversations à distance, où nous échangions nos expériences. Ce sont elles qui ont confirmé nos craintes sur l'arrivée à Auschwitz-Birkenau et le passage immédiat en chambres à gaz des convois de nos codétenus. Elles nous ont aussi révélé que les déportés de Buchenwald mangeaient plus que nous, les derniers mois.

C'est le récit de la « jeune fille privilégiée » qui m'a brutalement, charnellement, remis en mémoire mes œdèmes de famine, mes jambes gonflées, couvertes de croûtes et de blessures. Pas étonnant que je sois devenu très calé sur ce sujet pendant mes études de médecine. J'avais fini par oublier que j'en avais eu moi-même. Sont revenus les boutons, l'eczéma, le pus un peu partout, les bobos douloureux non soignés, un ongle arraché par une machine dans le ghetto, qui a suppuré encore des mois après la Libération... Les poux dont j'ai causé souvent sur le mode rigolo sont réapparus, avec les lentes collées par dizaines sur le cuir chevelu et le pubis, la honte et le dégoût de soi. Je me suis souvenu de mes pieds gelés et blessés par les affreux sabots de bois que je n'ai jamais su porter correctement, des chiffons crasseux et déchirés faisant office de chaussettes, des douleurs physiques auxquelles s'ajoutaient la honte due à ma maladresse et mon absence de sens pratique.

Toute ma souffrance morale et mon identité de « rescapé », je les ai placées dans le terme « ancien du ghetto de Varsovie » et très peu dans mon statut d'« ancien déporté », que je vivais comme une quasi-usurpation. « Privilégié », c'est ce terme dérisoire utilisé par la jeune fille qui a vaincu mes refoulements et m'a permis de regarder l'horreur en face.

Par rapport à l'Auschwitz de Primo Levi, je suis toujours resté « privilégié », je ne suis jamais descendu au rang de « musulman » (terme bien connu des lecteurs des ouvrages sur les camps), je n'ai jamais rampé, jamais lapé la soupe par terre, je n'ai jamais pesé moins de 37 kg, alors que l'anorexie mortelle ne survenait qu'au-dessous de 30. J'ai toujours marché sur mes pattes arrière malgré les sabots. Fin 1944, j'ai pu me permettre de donner une partie de ma nourriture à mon petit neveu et d'acheter le fameux costume gris. En février 1945, j'avais encore assez d'énergie pour voler la porte de l'hôpital *(sic !)*, payer à bas prix un Hongrois costaud pour qu'il la casse en morceaux que j'ai vendus au bénéfice d'un paquet de cigarettes et d'un quignon de pain.

Je n'ai jamais oublié par contre la sensation de fatigue écrasante, au milieu d'une foule joyeuse de rescapés dans les rues d'Hillersleben, fatigue suivie d'une véritable chute dans le néant qui a précédé mon hospitalisation par l'armée américaine pour typhus exanthématique.

À Buchenwald aussi, première étape avant mon rapatriement, j'ai été un vrai privilégié pendant la petite semaine que j'y ai passé encore convalescent. Notre groupe y était logé dans les bâtiments en dur où résidaient auparavant les SS. J'y habitais tout seul dans une salle de six mètres sur quatre. Le camp était toujours là, pas encore évacué. Je me souviens y être allé avec un officier américain à qui je servais d'interprète. Il s'était pris de sympathie pour moi et me nourrissait de bonbons, de cigarettes blondes et de chocolat. Dans le camp, j'ai vu, sur des lits à deux étages, des gens couchés qui avaient des têtes comme celles qu'on voit sur les photos devenues classiques ; ils ne me faisaient pas peur, mais je ne me sentais pas proche d'eux. Ils étaient déjà dans un autre monde.

Celui qui a très bien compris l'univers des camps de concentration, c'est Dante, dans son Enfer qu'il a sagement divisé en sept cercles. Paulo et Francesca, des privilégiés, dans le cercle supérieur, ne s'acoquinaient pas avec les gens qui étaient dans la glace ou dans le feu, dans le cinquième ou sixième cercle. Je crois que la vie concentrationnaire était un peu comme dans cet enfer-là... Il y avait des cercles, et quand on était dans un cercle, il fallait un effort pour se sentir solidaire de ceux qui étaient en dessous. Il fallait un effort pour retrouver en eux l'humanité qu'on ne niait pas chez nous. Les « musulmans » étaient ceux qui avaient renoncé à l'humanité même en eux. Ils formaient le dernier cercle.

Quand je suis allé visiter Buchenwald, juste avant mon départ pour la France, je n'étais plus, moi, dans l'Enfer. Pour les Américains, oui, j'étais un rescapé de l'Enfer, c'est pour cela qu'ils me chouchoutaient. Mais quand je voyais les gars du camp de Buchenwald qui n'étaient pas encore évacués, eh bien l'Enfer, c'était eux.

## III

## La France

Une fois réveillé, à l'hôpital de Hillersleben, après dix jours de coma, je me souviens surtout d'une voix qui sanglotait en allemand : « C'est pas possible ! C'est pas possible ! Faire ça à des gosses ! » Une belle fille, une infirmière, était penchée sur moi et me couvrait de baisers pour me réconcilier avec le peuple allemand après le génocide. Après une bonne semaine remplie des comprimés multicolores généreusement distribués par les médecins et les infirmières de l'US Army, ma sœur est entrée dans la chambre et m'a dit : « Tu veux aller en France ? Dépêche-toi ! On organise un premier transport d'enfants de moins de quatorze ans de Buchenwald à Paris ; avec la tête que tu as, tu peux passer. »

J'ai accepté sans hésiter une seule seconde : aller en France était mon rêve depuis toujours, en tout cas au moins depuis l'âge de douze ans, l'époque où j'avais découvert la littérature française grâce au fameux poète polonais Boy, qui avait traduit plus d'une centaine d'œuvres depuis *Tristan et Iseult* jusqu'à *La Recherche du temps perdu*. J'en étais devenu un lecteur acharné : Montaigne, Rabelais, Molière en intégrales, j'avais tout lu. Ce que je ne lisais pas, c'était ce que Boy n'aimait pas : Corneille, Racine, que j'ai découverts plus tard, Musset, qu'il trouvait trop sentimental.

Il préférait Marivaux, Choderlos de Laclos, les livres coquins : sa traduction de *La Vie des femmes galantes* de Brantôme était particulièrement belle ; ce livre m'avait littéralement emballé et j'en rêvais la nuit. *La Terre*, de Zola, m'avait valu aussi des nuits tourmentées d'adolescent érotisé [1].

La France représentait pour moi un pays où on boit du champagne et où on est libre : le pays de la Révolution française et de la liberté de mœurs. J'étais profondément convaincu que le mode de vie des Français était le ménage à trois (était-ce Boy qui m'avait soufflé ce fantasme ?), et cela me plaisait bien davantage que le couple de mes parents qui étaient toujours désespérément deux. Je me disais : moi (au moins), j'irai en France et je serai toujours à trois.

La France était aussi le pays de la Grande Science, patrie de la Médecine et terre d'élection pour mettre en pratique mes fantasmes juvéniles et orgueilleux de médecin qui découvrirait les mystères du cerveau et de la folie...

J'ai donc suivi les conseils de ma sœur : j'ai dit que j'étais né en 1930 (je trichais de cinq ans) ; c'est passé comme une lettre à la poste avec la tête que j'avais, et je suis parti pour Buchenwald, dont, paradoxalement, le nom s'associe encore, pour moi, à des souvenirs de joie. Je n'oublierai jamais le merveilleux voyage des centaines de voyous rescapés des camps à travers l'Allemagne ravagée par la défaite, l'accueil à Thionville et à la gare de l'Est, puis l'arrivée triomphale à l'hôtel *Lutetia* [2].

On ne peut pas dire que j'aie beaucoup profité de l'hôtel *Lutetia*... C'était drôlement bien, pourtant : une vraie suite pour moi tout seul, une petite chambre à coucher meublée à l'ancienne, un salon plein de meubles précieux et de bibelots — j'osais à peine y circuler de crainte d'abîmer quelque chose —, un lit élastique, des draps blancs tout propres, des couvertures à la française, tout cela après deux ans de lits à trois étages et de baraques à trois cents personnes...

Mais ma chemise, le lit, tout était trempé par des sueurs chaudes, ou froides, et, pour changer les draps, il fallait déranger la femme de chambre... À mon troisième appel, je me suis retrouvé, en pleine nuit, dans une petite pièce, où était installée une radioscopie de fortune. Je me souviens d'une toubib en blouse blanche, de l'écran, de ma respiration sifflante, et du verdict : « À l'hôpital, d'urgence ».

Le lendemain, un gentil scout m'accompagne dans l'ambulance, et me voilà à la Salpêtrière, ni comme étudiant ni comme psychiatre, mais comme chair à crever dans une salle de cinquante malades au moins, avec cinq à six morts par jour.

Sans faire le procès de la médecine française, on peut dire que les médecins de la Salpêtrière n'ont rien fait pour sauver les rescapés. Je me rappelle encore le déroulement des visites, c'était une vraie dérision : les médecins s'arrêtaient moins d'une minute devant chaque lit : « Ça va ? Ça va ? Ça va ? » Et quand quelqu'un mourait, on le recouvrait d'un drap ; c'était tout. Des déportés, ils auraient pu en sauver des dizaines, peut-être même plus, et ils les laissaient tout bonnement mourir.

Il y avait à cela deux raisons : d'une part, ils pensaient ne pas savoir les soigner, ils se disaient : « C'est au-dessus de nos forces, on n'est pas faits pour soigner des trucs pareils, n'importe comment, ils crèveront, ce n'est pas la peine de perdre du temps avec eux, que ceux qui doivent survivre survivent », et le bon Dieu a voulu que je sois parmi ceux-là... Mais il y avait une deuxième raison, très nette, et qui m'a été confirmée bien plus tard par des infirmiers cégétistes de la Salpêtrière : les médecins, plutôt pétainistes, n'avaient pas envie de soigner ces Juifs, ces communistes, cette racaille venue des camps.

Malgré tout, j'ai un très bon souvenir de ce mois de juin 1945 à la Salpêtrière. J'étais assez fier d'être là, même sous forme de mort en sursis, et d'ailleurs, je n'ai pas cru une seconde que j'y mourrais ; la mort, c'était pour les autres. Tout bas, assis en tailleur au pied de mon lit, je me disais : « Un jour, j'y reviendrai, autrement... »

En attendant, je regardais passer le flot des visiteuses, il y avait plus de femmes que d'hommes. Elles passaient entre les lits, les bras chargés de colis, de pains d'épice, de lait condensé, de biscottes, plus rarement de chocolat — les temps étaient durs et on montrait sa solidarité aux rescapés comme on pouvait. Elles passaient vite devant les lits où le malade était déjà trop près de la mort, les yeux caves dans un visage d'os à peau cendrée ; celui-là n'avait plus besoin de rien... Les plus vaillants étaient les plus favorisés, et après chaque passage, mon petit garde-manger s'enrichissait de pains d'épice.

Malgré les morts, malgré les médecins, ou plutôt à cause de leur absence, j'étais heureux. Comme on était tous condamnés, l'hôpital ne jouait pas avec nous le jeu du repos au lit obligatoire : il n'y avait aucune discipline et cela me convenait parfaitement. Je passais d'un lit à l'autre causer avec les malades. D'où venaient-ils ? De quel camp ? Qui les attendait ? Qui avaient-ils perdu ? Que pensaient-ils faire en sortant de l'hôpital ? Je méprisais tous ceux qui avaient des familles, des groupuscules constipés autour de leur lit. Je méprisais tous ceux qui « n'en étaient pas », qui n'avaient pas eu l'honneur et la joie de connaître les ghettos, les camps, les charniers, les morts, les wagons, les coups de fusils dans les rues vidées par terreur, ou les coups de feu du haut des miradors saillant des barbelés : c'étaient des sous-hommes, des incomplets. Je méprisais, j'enviais, je ne comprenais pas, j'admirais tous ceux qui n'avaient pas eu de famille massacrée, tous ceux qui vivaient parmi les vivants, qui n'avaient aucun mort à qui penser. J'enviais, j'admirais, je méprisais, je détestais tous ceux qui avaient un chez-soi, un foyer, un feu, une table, un lit autre que celui de l'hôpital, une armoire remplie de vêtements autres que ceux qu'ils portaient. Je ne comprenais pas qu'on puisse être « normal ». Je ne voulais pas parler aux malades qui recevaient des visites de leur famille. C'étaient pas des vrais, c'étaient des planqués. Moi, j'étais sans attaches, j'étais à la Salpêtrière et je me promenais d'une salle à l'autre, gonflé d'orgueil, rempli de crainte, me répétant : « Je n'ai besoin de personne, personne n'a besoin de moi, je ne dois rien, je n'ai pas de dettes, je n'ai pas peur. Sous mes paupières, il y a tant de morts que les trois, quatre morts par jour d'ici me laissent froid, insensible, indifférent. Un de plus, un de moins, cinquante de plus, cinquante de moins... »

Dans les jardins de la Salpêtrière, les arbres étaient verts, pleins de feuilles, leur ombre était douce en ce mois de juin. Je me promenais entre les bâtisses basses et régulières, je contemplais les fenêtres mansardées sous les combles. Je ne savais pas que c'était Mansart lui-même qui les avait construites pour faire le Grand Enfermement, celui des fous, au XVIIᵉ siècle. La Salpêtrière était ma première maison en France. C'était peu, mais c'était énorme. J'étais heureux dans ses allées ombragées.

Je commençais à sortir tous les jours, à visiter Paris. J'allais au cinéma ; j'avais découvert une salle, qui n'existe plus : le Jeanne-d'Arc, boulevard Saint-Marcel ; en voyant ma tête, la caissière avait refusé que je paye. J'avais le cinéma gratuit, c'était très chouette. La même chose se produisait un peu partout : je n'avais pas d'argent, mais j'avais tout ce que je voulais. Un jour, j'étais allé au Bon Marché avec un micro-pécule pour m'acheter un plan de Paris, parce que je m'étais dit : « Il faut quand même que je sache où je suis. » Quand j'avais sorti mes sous, j'avais vu la vendeuse courir chez un supérieur. Il était venu, ils avaient fait des conciliabules, et j'avais eu mon plan de Paris gratuit, avec une babiole en plus. Pourtant, je sentais le métèque à quatre lieues à la ronde et je parlais à peine français ; c'est pour ces souvenirs lumineux que je suis tellement attaché à la France.

Puis il y a eu le premier 18 juin de la victoire : un autobus rempli de malades qui allaient au défilé nous a conduits à la Concorde. J'ai failli étouffer tellement il y avait de monde ; mais quand les gens voyaient ma tête spéciale, ils me laissaient la place. Il y en a même qui m'ont hissé sur une statue, j'ai pu voir De Gaulle avec le sultan du Maroc, et, comme les autres, j'ai crié : « Vive De Gaulle ! Vive De Gaulle ! »

Je me saoulais donc de liberté — tout en tombant parfois dans les pommes — et j'en avais tellement besoin, après ces cinq années, qu'il m'arrive de considérer le je-m'en-foutisme des médecins de la Salpêtrière comme un facteur important de ma guérison. Sur le moment, d'ailleurs, j'étais ravi des « Ça va ? Ça va ? » du petit médecin à lunettes : ils me permettaient de me promener tout à ma guise. C'est après-coup seulement, quand j'ai été hospitalisé à l'Hôtel-Dieu, et surtout ensuite, quand je suis devenu médecin, que j'ai vu différemment la manière dont on m'avait soigné. En effet, il était absolument évident que j'étais atteint d'une tuberculose évolutive dont les lésions étaient bien visibles à la radio. Même dans l'état de la médecine de l'époque, il s'imposait de faire des explorations plus poussées pour déterminer un traitement ; mais le petit médecin n'y avait pas pensé.

Au bout de quelques petites semaines de Salpêtrière, me voilà à nouveau dans une ambulance avec quelques gamins sortis des camps, et, pour la première fois, je voyais la campagne française. L'ambulance se dirigeait vers un lieu nommé Coubert, en Seine-et-Marne ; là se trouvait un petit château du XIXe siècle transformé en maison de repos militaire pour prisonniers de guerre, déportés et anciens du STO. Le médecin-chef s'appelait Simon ; des années plus tard, j'ai appris qu'il était juif et qu'il avait sauvé beaucoup de déportés, pourtant je ne peux guère le considérer comme mon sauveur.

À Coubert, la vie était extrêmement agréable : une bibliothèque, une belle chambre que je partageais avec trois gamins que j'appelais — j'en ai encore honte — « les petits youpins ». Ils étaient plus jeunes que moi, je parlais un bien meilleur français et j'avais avec eux une attitude paternaliste dont je rougis toujours. Par ailleurs, j'étais vite devenu le protégé d'une infirmière avec un nom à particule, fort belle et fort instruite, avec qui nous discutions d'art et de poésie, et d'une jeune femme lieutenant des forces françaises libres, qui se promenait toujours avec son képi militaire et la croix de Lorraine sur sa poitrine généreuse. Elle voulait me convaincre — ce qui n'était pas difficile, puisque je n'y comprenais rien — que Pétain et de Gaulle représentaient les deux visages de la France, chacun faisant de son mieux pour le pays et pour sauver des vies humaines. Par ailleurs, je m'étais mis aussi au vélo ; un jour, m'étant un peu éloigné sur une belle route bordée de platanes, j'étais encore tombé dans les pommes et les pompiers m'avaient ramassé.

J'ignore comment ce séjour idyllique se serait terminé si je n'avais pas reçu, à plusieurs reprises, la visite de Francine, une infirmière de la Croix-Rouge avec qui je m'étais lié d'amitié lors de mon passage à la Salpêtrière.

C'est elle qui m'a probablement sauvé la vie en faisant un véritable coup de force. Elle avait presque contraint le docteur Simon à lui prêter mes radios, et les avait montrées au patron de sa sœur, professeur de pneumologie. À son retour, elle m'avait dit : « Tom, vous êtes très malade, vous ne vous rendez pas compte, il va falloir vous enfermer ». Je lui ai demandé pour combien de temps. Elle m'a répondu : « Pour trois ans ». J'ai dit : « D'accord », mais c'était très douloureux, parce que la liberté, je la voulais tout de suite.

À Paris, Francine m'emmena d'abord à l'hôpital Laënnec. Là, je vis un médecin qui disait derrière mon dos qu'il n'y avait pas de place ; voilà une des petites expériences qui ont sans doute façonné ma pratique de la médecine, qui m'ont appris à ne jamais parler d'un malade, même handicapé profond, comme s'il n'était pas là. Ensuite, ce fut l'Hôtel-Dieu, où, pour la première fois, un grand patron, le professeur Bariety, m'examina, ce que je trouvai assez impressionnant. Cette fois, on s'occupa de me soigner : je fus hospitalisé d'urgence, on me créa un pneumothorax [3] et j'eus droit aussi à une opération assez barbare, appelée section des brides [4].

La salle où je fus installé, située au dernier étage de l'Hôtel-Dieu, avait encore quarante lits, mais la mortalité y était plus faible qu'à la Salpêtrière et le public plus mélangé : des déportés, mais aussi des prisonniers et même des tuberculeux civils. Pour construire mon « éthique » médicale et mon attitude face aux institutions pour jeunes, je fis quelques expériences intéressantes là aussi.

Francine, voyant mon intérêt pour la littérature et l'art, s'était promis de me faire entrer dans le monde de la peinture moderne et m'avait apporté trois reproductions : un Gauguin, un Picasso et un Cézanne. Je trouvais ces tableaux intéressants, beaucoup plus intéressants, en tout cas, que la pancarte sur laquelle était inscrite ma courbe de température ; alors un soir, j'enlevai cette feuille de papier vilainement quadrillée de rouge et de noir, et je la remplaçai par les joueurs de cartes de Cézanne. Malheur ! Le lendemain, c'était la grande visite du patron avec toute la smala, les étudiants, les infirmières, les assistants, les internes, qui passaient d'un lit à l'autre en regardant les pancartes plus que les malades. L'indignation devant un tel détournement du matériel de l'Assistance publique fut incommensurable ; je ne saurais dire si je me sentais coupable, mais je me rappelle très bien avoir été montré du doigt comme un petit caractériel qui, peut-être à cause de son vécu concentrationnaire, ne saurait plus jamais s'adapter aux lois du pays et du monde civilisé.

Un deuxième délit eut des conséquences plus importantes pour mon avenir. Dans cette salle de l'Hôtel-Dieu, la préoccupation commune de tous les jeunes gens que nous étions était l'amour. Parfois, la réalisation était possible ; il arrivait que de jeunes aides soignantes viennent rejoindre, nuitamment, les plus beaux d'entre nous. Toute la salle était alors silencieuse, chacun voulant écouter les bruits de leurs ébats. Moi, j'étais mort de jalousie, ce que je masquais derrière une muette indignation. Personnellement, beaucoup plus délicat, je me contentais d'observer avec des jumelles comment s'habillaient et se déshabillaient les jeunes filles d'en face ; c'était, là aussi, un de nos grands jeux. Or, une de ces jeunes filles, Annie, fleuriste, fille de boucher, me fut présentée, et le coup de foudre fut immédiat. Je garde encore le souvenir de sa petite frimousse, avec ses yeux noirs, ses cheveux ondulés et ses lèvres très rouges d'où coulait parfois un filet de sang après une quinte de toux ou un baiser trop appuyé. Nous nous embrassions chastement là où nous pouvions, généralement derrière la statue de la Sainte Vierge qui est au deuxième étage, mais aussi, une fois, dans un ascenseur à clairevoie. C'est là que notre tendre baiser fut remarqué par un garçon de salle vicieux et pervers, puis rapporté à la surveillante. Je fus aussitôt convoqué et la scène fut effroyable : « Jeune homme, si vous n'étiez pas ancien déporté, je vous aurais traîné devant la justice ; vous vous rendez compte de vos actes ? Et si vous faisiez un enfant à cette jeune fille ? » Je répondis : « Madame, vous qui êtes une femme expérimentée, comment croyez-vous qu'on puisse faire un enfant dans un ascenseur entre le deuxième et le troisième étage ? » Cette réponse scella mon sort ; dès le lendemain, j'étais renvoyé de l'hôpital, sans attendre l'arrivée de mes papiers qui devaient me permettre d'entrer dans le sana des étudiants. J'étais envoyé dans un sana réputé « crevarium », un des plus mauvais de France, le sana de Champrosais.

Avant de partir, j'avais confié à Francine, la première personne avec qui, en France, j'avais établi une relation profonde — qui dure d'ailleurs toujours —, mon désir de devenir médecin. Elle ne s'était pas moquée de moi, et, très vite, m'avait acheté mon premier stylo, mon premier cahier, mes premiers livres. Dès mon arrivée au sana, je me suis donc mis à préparer avec acharnement mon premier bac. L'assistante sociale de l'établissement m'avait trouvé un cours par correspondance, destiné aux prisonniers et aux malades. Mon professeur était un curé, l'abbé Joël Bellec ; c'était un homme absolument génial et chouette, qui supportait mes troubles caractériels ; j'ai d'ailleurs gardé des relations amicales avec lui jusqu'à ce qu'il devienne archevêque. Nous ne communiquions que par correspondance, mais je lui envoyais des écrits que peu de gens auraient supportés à l'époque. Je me souviens d'un devoir sur Tartuffe totalement rempli de haine contre les bourgeois et le monde tel qu'il est. Il m'avait corrigé très gentiment en disant que ce n'était pas bon pour le bac, qu'il fallait se calmer un peu, qu'il fallait que j'apprenne aussi à aimer et pas seulement à haïr. J'avais répondu comme une évidence qu'on ne pouvait pas aimer si on ne savait pas aussi haïr. Bien sûr, j'avais oublié rapidement cette phrase très banale pour moi. Elle m'a été restituée quinze ans plus tard par Jacques Maître, sociologue des religions, qui avait entendu l'abbé Bellec, devenu évêque, la citer en disant qu'elle lui venait d'un petit Juif du ghetto de Varsovie, et qu'elle l'avait toujours fait méditer...

J'avais beau avoir des troubles caractériels, je travaillais vite et bien. Je commençais aussi à m'intégrer ; grâce à l'abbé Bellec, mais aussi grâce aux camarades. J'avais noué très rapidement des liens fraternels avec des communistes espagnols et des anciens des Brigades internationales. Ce sont eux qui m'ont amené, très vite, à m'inscrire au parti communiste, et le Parti est devenu, pour ainsi dire, ma première famille en France.

En février 1947, à Grenoble où je vivais alors, enfin accepté dans une maison de post-cure du Samu des étudiants, j'ai obtenu, en session spéciale pour victimes de guerre, ma deuxième partie du bac (philo-sciences) avec mention. Je n'ai plus eu alors qu'une idée : m'inscrire en médecine — non pas en province, j'étais bien trop prétentieux — mais à Paris. C'était un peu une gageure, parce qu'à cette époque je n'avais vraiment pas un sou. Mon seul revenu provenait de la vente des objets que je recevais en tant que déporté ou du chocolat que je recevais comme J3 [5], et que je préférais, c'était logique à mon âge, transformer en pastis et en cigarettes. Pour payer l'inscription à l'examen du PCB (première année de médecine), il fallait que je trouve une aide quelque part. Comme on me l'avait conseillé je me suis rendu à l'OSE, une boîte de bienfaisance juive, et j'ai dit que j'avais besoin d'un crédit. « Pour quoi faire ? » m'a demandé l'assistante sociale. « Passer le PCB ! Avec la tête que tu as ! Tu vis au sana, tu es malade, tu parles mal le français. Si tu veux faire des études sérieuses, laborantin ou quelque chose de concret comme ça, on veut bien t'aider ; tu pourras aller dans une école juive gratuite et partir en Palestine. »

Je suis sorti en claquant la porte, et, tout en me demandant ce que je pourrais encore bien vendre, je suis allé à l'office des droits universitaires, rue Vauquelin, et là aussi je leur ai dit : « Faites-moi crédit ! j'ai pas de sous, mais j'ai beaucoup travaillé, voyez : j'ai eu mon bac, j'ai préparé mon PCB et j'ai droit à une session spéciale. » La dame m'a regardé, puis elle m'a demandé de lui raconter ma vie et je lui ai répondu en deux mots : « Voilà, j'étais dans le ghetto de Varsovie, puis à Bergen-Belsen, et là, je suis venu en auto-stop de Grenoble [6], où je vis dans un sana. » Elle a ouvert de grands yeux et m'a dit : « Attendez ici. » Elle est allée voir son supérieur, je ne sais pas ce qu'ils se sont raconté, mais ils sont revenus tous les deux, et ils m'ont donné un papier, barré d'un grand trait, avec une inscription : *Exonéré des droits universitaires*. Et puis ils m'ont dit : « Il faut être sérieux, on ne donne pas ça à tout le monde. »

# IV

# Les années d'apprentissage

## *La névrose Salpêtrière*

*Le Château du Graal émerge de dessus les nuages et un rouge rayon de soleil en éclaire les tourelles pointues ; un maigre chevalier sur un cheval maigre avance lentement sur la route ensablée.*

*Le Château de Kafka est là-haut, invisible, mais grouillant d'une vie mystérieuse ; en bas, à l'auberge, Joseph K., l'arpenteur défait ses valises.*

*Le train roule de Thionville à Paris ; le train de Bergen-Belsen, le train de Buchenwald ; il roule vers Paris et au milieu de Paris, la Salpêtrière. Loin, loin, au bord de la grise Vistule, j'ai lu un livre, j'ai vu une gravure. Voilà Charcot au milieu de ses folles, cheveux au vent, bedonnant et puissant ; et puis voilà Freud, petite barbiche, lunettes cerclées d'or, sagement assis dans l'amphi de Charcot, Freud aux sources de la science, Freud qui bouleverse la science... Et puis voici maintenant la chapelle, la noire chapelle avec sa coupole octogonale sur un fond de bâtisses régulières et basses...*

*Vrai ou faux, tout cela ? Souvenir postiche ou archéologie de la folie Salpêtrière ? Je savais que Freud encore jeune rencontra Charcot dans son amphi bondé, mais ce livre, où l'ai-je lu ? En quelle langue ? Quel est son titre et son auteur ? La poussière de l'âge a bien recouvert les souvenirs. Il n'y a plus que le nom qui reste,*

*Salpêtrière, plaie douloureuse dans le corps de l'oubli*[1].

Je voulais soigner les malades, je voulais devenir médecin, cela, c'était l'impératif catégorique. Mais il fallait aussi que je pénètre les mystères du cerveau, que j'aille jusqu'au sommet de la carrière médicale et universitaire, que j'atteigne la notoriété, que je devienne professeur ; et je ne voulais devenir professeur nulle part ailleurs qu'à la Salpêtrière.

C'était, d'ailleurs, ce que j'avais dit à l'officier de police lors de ma première demande de carte de séjour, quand je parlais à peine le français. Il m'avait demandé : « Alors, jeune homme, qu'est-ce que tu vas faire, en France ? » Je lui avais répondu : « Moi, professeur faculté médecine Salpêtrière. » Il s'était passé la main sur le front, et il m'avait donné ma carte de séjour pour six mois.

En même temps, tel que j'étais, rescapé toujours à vif, métèque tétanisé par le sentiment du rejet, communiste, révolté, je ne pouvais pas devenir professeur. Je travaillais dur pour le devenir, je sentais que les gens, tout en me traitant de youpin, pensaient que je le deviendrais, mais je ne faisais rien de ce qu'il fallait faire, et, obscurément, je savais que je ne le serais jamais...

Mais c'était bon de se retrouver à la Salpêtrière en 1950. Externe en première année, j'avais franchi tout ému la vieille porte du XVII^e^ siècle qui fait face au métro. Je n'étais plus « le malade », j'étais « le médecin », future gloire de la Salpêtrière. Étranger, nommé en surnombre, je n'étais pas payé, mais je pouvais choisir mon service, et, tout naturellement, j'avais demandé une place dans un service prestigieux...

Ceci donnait satisfaction à mon orgueil démesuré, tout en rassurant ma femme, violemment opposée à ce que je devienne psychiatre, pensant selon le bon sens populaire qu'il faut être soi-même un peu fou pour faire un métier pareil. Ce qui m'avait sauvé, c'est qu'à l'époque, il y avait deux voies différentes pour devenir psychiatre : l'une extrêmement facile (il n'y avait guère plus de candidats que de places) consistait à passer l'internat des hôpitaux psychiatriques, je l'appelais avec une pointe de mépris la psychiatrie psychiatrisante ; les salaires y étaient minables et la considération proche de zéro. L'autre, la voie aristocratique, s'appelait la neuropsychiatrie ; pour y arriver, il fallait passer l'externat puis l'internat des hôpitaux de Paris. C'était, bien sûr, celle que j'avais choisie.

Mieux encore, prudence héritée de la guerre, je pensais préférable d'avoir deux cordes à mon arc. J'avais donc profité de mon admission au concours pour apprendre aussi la pédiatrie, ce qui comblait un amour des enfants déjà ancien, héritage, peut-être, de mes lectures de Korczak... Parallèlement, je découvrais, peu à peu, ce qu'était la psychiatrie pour adultes dans un hôpital modèle, ou qui avait la réputation de l'être.

En fait, la Salpêtrière, était, parmi les hôpitaux de Paris, un des hauts lieux de la réaction ; ce n'était pas l'endroit idéal pour un jeune Juif étranger qui voulait faire carrière en psychiatrie. Mais je ne le savais pas encore, car mes patrons d'externat étaient des exceptions : ils n'étaient ni antisémites ni xénophobes. L'un d'eux, le professeur Hagueneau, petit bonhomme grassouillet avec chaîne de montre et barbiche à la Napoléon III, était même doux et humain, autant que pouvait l'être un psychiatre à l'époque.

Pour moi, la Salpêtrière était encore le Temple de la connaissance, et j'y entrais, avide de science, prêt à tout avaler, comme un jeune chien. Ne voulant renoncer ni au corps ni à l'esprit, j'étais heureux d'être admis dans le service de neuropsychiatrie, terme alléchant qui comblait mon besoin scientiste d'expliquer l'esprit par le cerveau [2].

Malheureusement, je commençai vite à en pressentir la vanité : les services de neurologie et de psychiatrie étaient strictement séparés, même si un seul patron les chapeautait. Les méthodes et l'approche étaient absolument différentes et les malades ne jouissaient pas de la même considération, ou de la même non-considération, plutôt. La moins noble des deux était la partie psychiatrique ; comme j'étais métèque et très timide, donc moins noble moi-même, c'est là que j'avais été envoyé d'office.

De ces premiers contacts avec la psychiatrie adulte, je ne garde que des souvenirs douloureux... Je revois l'image d'une vieille dame éternellement assise sur sa chaise, enfermée depuis trente ans pour quelques mots doux adressés à un ami de son père, un savant connu [3], histoire tragique qui rappellera peut-être au lecteur celle de Camille Claudel. Pour ce qui ne serait, aux yeux des psychiatres d'aujourd'hui, qu'un petit trouble mental dans sa phase aiguë, elle s'était retrouvée à l'asile pour la vie, abandonnée par sa famille et même par les psychiatres. J'entends encore les mots terribles prononcés in extremis par un mélancolique mutique et anorexique, mort d'une fausse route au cours d'un gavage : « Vous m'avez assassiné ! » Expériences, parmi d'autres, qui mirent sérieusement à mal mon désir de devenir un jour psychiatre.

Je ne comprenais rien à la manière dont on soignait les malades. Je passe sur les violences petites ou grandes commises quotidiennement par les soignants : le non-respect de l'intimité du malade, les paroles humiliantes ou grossières le tournant en dérision, les cris, les injures, les ordres donnés sans égards, les brutalités physiques (pourtant rares dans ce premier service), ou même le viol d'une malade, aussitôt couvert par la hiérarchie et l'administration. Des années plus tard, j'ai appris que ces maltraitances étaient encore plus fréquentes et plus violentes dans les hôpitaux psychiatriques qu'à la Salpêtrière.

Plus surprenantes encore pour un novice étaient les pratiques réputées thérapeutiques, et officiellement enseignées : je pense par exemple à la « luxation[4] » des hystériques, qui était la grande spécialité du docteur Christophe, le dernier élève survivant de Babinski. Une fois par semaine, on lui amenait des femmes qu'on appelait hystériques, afin qu'il puisse les « luxer » devant les petits jeunes.

Entouré d'une douzaine d'étudiants, le docteur Christophe était assis dans un grand fauteuil à la Charcot, rubicond, l'air d'un boucher avec ses grosses pattes musclées, velues, et son cou de taureau. On plaçait devant lui une femme en chemise, sans culotte, mal coiffée ; c'étaient ces hystériques réputées faire des crises, dont l'espèce s'est éteinte dans les années 60. Il la faisait allonger et lui disait : « Tu vas faire une crise ». La fille ne faisait pas de crise. Alors le rituel issu de Babinski commençait : pression des globes oculaires et pression des ovaires. L'une pour entrer dans le cerveau et l'autre pour entrer dans l'utérus, siège de l'hystérie, comme l'étymologie le démontre clairement. Le docteur Christophe se levait de son fauteuil et s'asseyait, avec ses cent kilos, sur la malade, pour lui enfoncer ses deux poings dans les ovaires. Il demandait parfois de l'aide pour appuyer avec force sur les yeux : on est toujours mieux à deux pour luxer une hystérique. Au bout d'un certain temps, la malade se mettait à hurler d'une manière effroyable et entrait en convulsions. Le thérapeute relâchait la pression et disait : « Vous voyez, c'est ça le pithiatisme et la suggestibilité. Maintenant, vous allez voir comment on soigne une telle crise. » Il la laissait un petit moment en train de convulser, puis intimait un ordre : « Maintenant, salope, tu arrêtes ! » Mais la fille n'arrêtait pas de convulser. Alors, il recommençait à enfoncer ses deux poings dans les ovaires, avec un aide qui enfonçait ses deux poings sur les globes oculaires, et il hurlait : « Tu arrêtes ta crise ? » et la fille arrêtait sa crise, ce qui prouvait que la thérapeutique était bonne.

Voilà un échantillon de la psychiatrie telle qu'on me l'enseignait. On comprendra que j'aie eu des hésitations à m'y engager. Parmi tous ces souvenirs de novice, un seul me permit, peut-être, de devenir plus tard psychothérapeute.

Un matin, en arrivant, je trouvai, enfermée à triple tour, une jeune fille de dix-huit ans d'une très grande beauté. Elle venait de passer son bac, et ses parents l'avaient amenée de Perpignan à Paris pour la guérir de deux comportements fort pathologiques : l'un consistait à se prendre pour la Sainte Vierge, l'autre à se mettre tout le temps toute nue. Étiquetée schizophrène, elle avait donc été isolée. Devant sa chambre, nue elle aussi, passaient garçons de salle et jeunes carabins, qui collaient leur nez aux vitres pour mieux apprécier le spectacle. Étant l'externe chargé de faire son observation, j'étais entré dans la chambre. À peine nos regards s'étaient-ils croisés qu'elle s'était immédiatement rhabillée, et, comme j'avais l'habitude de la médecine et non de la psychiatrie, je lui avais parlé comme à n'importe quelle patiente, et elle s'était considérée également comme telle : elle m'avait parlé de ses parents, de son école... Puis, dès que j'avais quitté la pièce, une fois la clé tournée par un préposé consciencieux, elle avait rejeté ses vêtements et s'était remise à crier son délire. Je n'étais pas tellement fier de moi ; j'éprouvais plutôt un petit sentiment d'insuffisance professionnelle car je n'avais même pas réussi à lui faire tenir des propos délirants pour montrer combien elle était folle. Ensuite j'étais retourné la voir plusieurs fois, nous avions discuté de manière parfaitement humaine, tandis qu'elle se comportait comme une vraie folle tout le reste du temps, isolée, enfermée et soumise au voyeurisme des mâles de l'équipe.

Quelques jours plus tard eut lieu la Grande Visite du Patron. Il siégeait à l'autre extrémité de la cour, dans son service de neurologie, et ne venait en psychiatrie qu'une ou deux fois par semaine, accompagné, bien sûr, par les chefs de cliniques, les internes, les infirmières, les surveillants et les stagiaires. Je les attendais donc ce jour-là avec le service de psychiatrie au grand complet. Tout avait été nettoyé pour l'occasion, les camisoles de force changées et pudiquement cachées sous des draps propres : tout était nickel. Un seul oubli dramatique : on avait omis de fermer à clé la chambre d'isolement. Me voilà qui m'avance pour accueillir dignement la visite, et tout à coup, comme une furie, sort la jeune fille qui se place entre l'équipe et moi et se met à hurler, en me mettant ses bras autour du cou : « Allez-vous-en, ne lui faites pas de mal ! C'est mon chevalier de la Table ronde ; laissez-le, sorciers ! »

J'étais rouge de honte, saisi d'un malaise inexprimable, derrière lequel se cachait sans doute une certaine fierté, sinon je ne me serais pas souvenu si bien de la scène quarante ans plus tard. J'étais confus de ne pas avoir su « tenir la distance avec le malade », d'autant plus que le professeur Hagueneau profitait de l'occasion pour tirer les conclusions théoriques de l'incident : « Jeunes gens, écoutez : couchez avec les infirmières, couchez avec les assistantes sociales, couchez les uns avec les autres, NE COUCHEZ JAMAIS AVEC LES MALADES, compris, Tomkiewicz ? »

J'étais impressionné par tant de sagesse et j'adhérais sans discussion à ces paroles et à ce message, même s'il choquait mon innocence : je ne comprenais, à vrai dire, ni les sentiments de la jeune fille, ni même les miens ; j'étais à peine conscient de la tonalité érotique de notre relation tant mes tabous étaient encore puissants. Mais j'étais encore moins capable de décrypter les paroles de la jeune fille autrement que ne le faisait le professeur. Des années plus tard, quand j'ai commencé à comprendre combien la répression et le mépris aggravaient l'état des malades, cet épisode m'est apparu sous un nouveau jour ; j'ai pu me dire : « Mais elle était plus intelligente que moi, cette fille ! Elle me distinguait des autres psychiatres à une époque où je rêvais encore d'être comme eux ! » C'était la première fois que j'entendais que je n'étais pas comme les autres, et cette rencontre agit sans doute inconsciemment en moi pour me soutenir quand il me devint impossible de m'identifier à mes maîtres de la Salpêtrière.

Devenu interne, je suis revenu dans le service sept ans plus tard, mais le patron n'était plus le même.

Le docteur Perron, un mètre quatre-vingt-dix, grosses moustaches, était un grand humaniste « à la française », comme il aimait se définir lui-même. Il aimait tous les hommes, à l'exception des Arabes, des Juifs, des communistes, des gens du Midi, des Anglais, des Allemands... En fin de compte, il n'aimait que les Berrichons et les Tourangeaux. À l'époque de la chasse, il venait, habillé en gentilhomme campagnard, faire sa visite du samedi matin avec ses bottes, son fusil à l'épaule, et, en laisse, un énorme chien. Mais je n'oserais pas dire que cela avait un effet traumatisant sur les malades, qui étaient tous là avec leur camisole de force, ou leur grosse dose de Largactil. Avec ce nouveau patron, le semestre passé chez le professeur Hagueneau m'est apparu comme un paradis. Ici, la maltraitance venait directement du patron.

Un jour arriva dans le service une jeune fille bretonne de quinze ou seize ans d'origine très modeste. Elle fut aussitôt étiquetée hystérique. Sa symptomatologie était curieuse et atypique ; elle avait certes des mouvements anormaux, des troubles psychiques, des pseudo-convulsions... En bon interne, je demandai donc qu'on lui fasse un électroencéphalogramme ; le docteur Perron s'y opposa et, devant mon insistance, me rétorqua : « Si on dépense de l'argent comme ça pour les hystériques, comment voulez-vous que les hôpitaux marchent ? » Le diagnostic d'hystérie étant posé, le traitement s'imposait : c'était l'isolement, l'attachement aux barreaux du lit pour éviter ces mouvements anormaux, et les visites du patron qui étaient des parties d'injures et des coups en guise de luxation. J'avais beaucoup de sympathie pour cette jeune fille et j'essayais de lui adoucir un peu la vie et de lui parler, ce qui était strictement interdit. Elle parlait d'ailleurs de plus en plus mal, et son état ne cessait de s'aggraver... Au dernier moment, on a fini par faire l'électroencéphalogramme, qui montrait avec évidence une maladie de Van Bogaert[5]. La jeune fille est morte une semaine plus tard dans d'atroces souffrances. Le patron a enlevé l'électroencéphalogramme du dossier, il a violemment refusé l'autopsie, et on a renvoyé le corps dans sa Bretagne natale sans un mot d'explication.

Il n'y avait aucun traitement à cette maladie, la jeune fille serait donc morte de toute façon, même si on avait été humain avec elle. Mais je n'ai jamais pu digérer ni oublier cette histoire... On avait traité jusqu'à sa mort comme une prisonnière de camps de concentration une jeune fille innocente parce que le médecin-chef ne comprenait pas sa symptomatologie et pensait avoir affaire à une hystérique.

Les paralysies hystériques furent luxées un peu différemment dans d'autres services de la Salpêtrière jusqu'en 1968. Ainsi, chez mon maître Michaux, on les « soignait » moins brutalement, plus proprement, avec un petit appareil électrique ; cela portait le nom d'électrothérapie et servait également à distinguer les paralysies hystériques des paralysies organiques. On soumettait les malades à des décharges d'intensité croissante, technique rendue célèbre en Algérie sous le nom de gégène... Si le patient se mettait à marcher, c'était une hystérie, si malgré tout ça, il ne se mettait pas à marcher, c'était peut-être une sclérose en plaques [6].

Après 1968, la luxation des hystériques devint une violence inacceptable, illicite, rejetée par l'ensemble du corps médical. Mais l'hystérie n'avait pas disparu pour autant [7], ni l'idée qu'on a le droit de tout faire avec ces femmes ou ces jeunes filles qui résistent à la volonté de guérir du médecin. Ainsi, on continue à étiqueter hystériques la plupart des anorexiques mentales, ce qui justifie encore aujourd'hui leur maltraitance thérapeutique.

Externe puis interne des hôpitaux en deux spécialités, je passais, tous les six mois, de la psychiatrie à la pédiatrie ; je ne cessais d'osciller entre mon amour des enfants, représenté surtout par l'hôpital Saint-Vincent-de-Paul, et mon rêve de neuropsychiatrie, névrotiquement fixé sur la Salpêtrière. Chef de clinique, je me réfugiais encore chez les nourrissons « communistes » de la clinique des Bleuets pour fuir les horreurs de la psychiatrie adulte.

Je réussis à mettre fin à cette hésitation en choisissant, comme souvent, un compromis : la psychiatrie pour enfants [8].

Au risque de paraître ambigu et inconséquent, je dois avouer que le service de neuropsychiatrie infantile de la Salpêtrière, dont je vais dire beaucoup de mal, a conquis mon cœur, que j'y étais heureux, que je m'y suis épanoui peut-être plus qu'ailleurs, et que j'étais peut-être un affreux hypocrite à la Lorenzaccio : je me permettais d'être heureux sans être complètement inconscient des violences qui s'y pratiquaient.

J'avais trouvé d'emblée extrêmement attachants tous ces gosses, ces jeunes garçons et ces jeunes filles réputés pervers, psychotiques ou névrosés, mes premières anorexies mentales, que j'ai trouvées là, maltraitées, méprisées, enfermées à triple tour, avec qui j'étais l'un des rares à pouvoir avoir des discussions humaines. Quand j'avais vu leurs corps décharnés, j'avais été tout de suite pris d'amour, de pitié, de solidarité... J'étais fasciné par le fait que ces filles, de leur propre volonté, acceptaient un sort qui nous avait été imposé par les nazis. Ce n'est d'ailleurs pas original, beaucoup de médecins sont fascinés par ces petites Antigones, ces « indomptables [9] ». Je me vivais comme un pont, une passerelle entre le monde enfermé de ces filles et le monde tout court, qu'elles rejetaient avec violence, et j'essayais de leur montrer qu'il y avait du bon, même dans ce monde.

J'avais avec tous ces jeunes une meilleure relation que la plupart de mes collègues. Leur souffrance psychologique, leur façon de voir la vie, de dire souvent les vérités qu'on ne veut pas entendre, me touchaient. Je me souviens ainsi d'un schizophrène, un garçon de dix-sept ans qui, pour la fête du service, avait proposé le portrait suivant du patron : « Ce qui caractérise le professeur Michaux, c'est qu'il a peur des malades. » C'était une vision extraordinairement juste. J'ai compris qu'on appelle fréquemment schizophrènes les patients qui énoncent les vérités qui ne sont pas bonnes à dire. Dix ans plus tard, je suis devenu l'ami de David Cooper, qui, avec Laing, a théorisé ma prémonition...

Contrairement au docteur Perron, fasciste intégral qui méprisait et détestait tout le monde, le professeur Michaux était un réactionnaire banal, doucement pétainiste sur les bords [10]. Il y avait deux catégories de gens qu'il ne pouvait souffrir : les enfants et les fous. Pour celui qui est devenu le maître de la psychiatrie infantile en France, c'était une caractéristique assez bizarre, mais qu'il admettait lui-même.

À Noël venaient des jeunes de bonne volonté, qui faisaient des clowneries, apportaient des bonbons pour les enfants, jouaient au père Noël. Le professeur Michaux, assis au dernier rang, me disait : « Qu'est-ce qu'ils sont cons, ces scouts-là, ils feraient quand même mieux d'aller se promener, au lieu de venir dans un service rempli de fous et de débiles. » Je croyais que c'était de l'humour ; j'ai compris plus tard que c'était de la sincérité.

Les présentations de malades avaient lieu une fois par semaine, dans un amphithéâtre d'au moins quatre-vingts personnes. Le professeur Michaux, qui était très grand et très gros, se juchait sur une chaire, faite pour son prédécesseur, qui, lui, était très petit. Avec son mètre quatre-vingt-dix, sur cette chaire, il avait vraiment l'air d'un géant. Beaucoup plus bas, devant une petite table, le chef de clinique ou l'interne lisait l'observation du malade, ce que je fis souvent.

Le professeur Michaux n'avait qu'un seul commentaire : « Plus vite ! Plus vite, le diagnostic ! » Si on avait le malheur de faire la biographie du gosse, de parler un peu de ses parents, de ses relations, on était invariablement interrompu par ce : « Dépêchez-vous, le diagnostic ! » Il n'était pas question de terminer sa présentation sans dire qu'il s'agissait d'une névrose obsessionnelle ou hystérique. Parfois on avait le droit d'hésiter entre deux diagnostics pour que le maître puisse statuer ; mais il n'était pas question de laisser un patient sans étiquette. Notre métier de psychiatre n'est-il pas surtout d'aboutir au diagnostic ? Celui-ci posé, il oubliait complètement le patient et il faisait son topo sur la maladie présumée, dont l'enfant était l'illustration.

Mais il fallait quand même présenter l'enfant ou le jeune à cette conférence, puisqu'elle s'appelait « présentation »... Un vieil appariteur gominé, dévoué au patron comme Cerbère à Hadès, poussait sans ménagement le client dans l'arène, et c'était un spectacle inoubliable : sur la chaire, ce géant, comme un ogre de contes de fées, et le petit bout de chou, là, devant...

Michaux faisait alors son numéro classique. Il offrait un bonbon à l'enfant ; tout le monde se disait alors : « Qu'est-ce qu'il est gentil, ce professeur Michaux ! » Puis il parlait, il parlait ; il ne posait jamais plus de trois questions, car il n'aimait pas du tout dialoguer avec les gosses. Ceux-ci se divisaient en deux catégories : ceux qui mangeaient le bonbon et ceux qui ne le mangeaient pas. Avant de terminer, Michaux regardait de toute sa hauteur le sort du bonbon. Quand le gosse était suffisamment affolé pour se contenter de le passer d'une main à l'autre, Michaux disait : « Je vois que tu n'aimes pas les bonbons, alors rends-le. » Il reprenait le bonbon, et une fois le gosse sorti, il s'adressait à la salle en disant : « Il n'y a pas de petites économies. » Et la salle éclatait d'un rire complaisant.

Le professeur Michaux était un de ceux qui ont le plus théorisé à l'époque la version pédophile de l'attentat sexuel : le seul point sur lequel il était d'accord avec Freud était que l'attentat sexuel d'adulte sur l'enfant n'existe pratiquement pas. Son enseignement était centré non pas sur le viol dont l'enfant pouvait être victime, mais sur les fausses accusations de viol, de séduction, de « contacts sexuels » dont étaient victimes des adultes innocents. Il enseignait que la mythomanie était consubstantielle à la nature de l'enfant qui ne distingue pas le rêve de la réalité et qui, de surcroît, est volontiers malveillant et malfaisant. Même les nombreux témoignages concordants, concernant par exemple un enseignant accusé de pédophilie, étaient issus d'une « contagion psychique » des enfants, qui se montaient mutuellement la tête ; il citait à l'appui de sa thèse les hystéries collectives du XVII^e^ siècle.

Il faut savoir que cet homme était à cette époque le seul professeur de psychiatrie infantile en France, éditeur d'un gros traité de psychiatrie de l'enfant. Ses paroles servaient de référence pour l'opinion, les juges, les policiers.

Dans le service, les enfants étaient considérés comme des moins que rien, fauteurs de troubles et surtout fugueurs potentiels. Afin d'éviter ces fugues, on habillait les filles avec des chemises extrêmement courtes, pour les traiter ensuite de perverses quand elles se promenaient les fesses à l'air. On hospitalisait, sur demande des parents, et on traitait comme des vicieuses de jeunes filles, souvent musulmanes, qui, à quatorze ou quinze ans, refusaient d'épouser un adulte de vingt ou trente ans leur aîné. Étaient considérées comme malades psychiatriques ou délinquantes les jeunes filles accusées de relations sexuelles précoces avec la personne de leur choix.

La bonne conscience des médecins allait jusqu'à les inciter à publier sur ce sujet ; je me souviens d'une communication consacrée à la « délinquance des jeunes filles » : entrait dans le cadre de cette délinquance toute relation sexuelle avant dix-huit ans. Il faut dire à l'honneur du vieux professeur Heuyer qu'il fit une colère mémorable, rappelant qu'aucune loi en France n'interdisait les activités sexuelles aux mineurs... seuls les majeurs pouvant être poursuivis pour « corruption », « viol » ou « détournement ».

Pour tout comportement considéré comme déviant, le ou la jeune avait droit aux piqûres en tant que malade et à l'enfermement en tant que délinquant. Souvent abruti par les médicaments, il était envoyé dans des institutions punitives ou rendu à sa famille avec un discours moralisant pour renforcer son surmoi, ou, comme on dit aujourd'hui, pour lui faire intégrer la Loi...

Cette maltraitance, qu'on peut appeler structurelle, était basée sur un refus, ou une impossibilité, de toute empathie, de toute identification avec un jeune déviant, révolté, « caractériel » et réputé pathologique. Elle s'explique par les théories régnantes dans la génération du chef de service : la psychanalyse ne faisait encore que commencer une timide percée et n'avait nul accès à la faculté. L'idée prévalente était encore celle de la « dégénérescence héréditaire », vieille déjà de quatre-vingts ans, avec son corollaire : l'irréversibilité du « caractère pathologique ». Ce que Mendel avait fait avec la couleur des petits pois, Dupré, au début du siècle, avait rêvé de l'accomplir avec les vices de l'enfant de l'homme. Sa description « classique » de « l'enfant pervers constitutionnel », inéducable, inaffectif, et surtout « inamendable », avait scellé pour longtemps le destin de ces jeunes. Cette image de l'enfant pervers irréductible explique que la société et les professionnels aient toléré, jusqu'au début des années 60, les bagnes d'enfants[11] où l'on enfermait pour des années les auteurs de vétilles issus des milieux populaires.

Pour sacrifier au « progrès » ambiant d'après-guerre, le professeur Michaux avait admis, mezzo voce, l'existence d'un « pervers constitutionnel réductible » qui ne devait pas décourager les efforts des soignants mais donner un sens aux maisons dites « de correction ». Toujours attaché fidèlement à l'organicité des troubles, il ajouta à la perversité innée celle acquise... à la suite d'une encéphalite.

Son assistant de l'époque, Hubert Flavigny, que j'ai mieux connu par la suite, ne partageait pas plus que moi ses convictions. Il quitta le service rapidement pour fonder vers 1966, à l'hôpital de la Cité universitaire, un département de psychiatrie de l'adolescent en totale opposition aux idées et aux pratiques de la clinique universitaire.

Mais moi, toujours empêtré dans mon fantasme Salpêtrière, je restais là (à un niveau plus symbolique que réel d'ailleurs, puisque depuis la fin de mon clinicat je ne passais plus dans ce service que quelques heures par semaine...). Je voulais être reconnu par le professeur Michaux, comme par mes autres patrons, même s'ils étaient fascistes ou antisémites.

J'étais d'ailleurs fort bien vu de lui, peut-être à cause de ma réputation naissante, dont je ne me rendais pas entièrement compte, mais, plus sûrement, à cause de mon sens de l'humour. Séduit par celui-ci et trompé par mon patronyme polonais qu'il imaginait aristocratique, il voulut bien me promettre, lors d'une conversation secrète, de « faire de moi son premier » ; cela voulait dire qu'il allait m'offrir le poste nouvellement créé de chef de clinique plein temps, avec, au bout, la réalisation du rêve de ma vie : devenir médecin des hôpitaux et... professeur à la Salpêtrière.

L'euphorie où me plongea cette entrevue ne dura

pas. Peu de temps après, malveillance de quelques collègues, peut-être, mais plus sûrement quelques paroles malheureuses de ma part [12] — où je reconnus plus tard des actes manqués —, la situation se retourna brusquement, et comme c'est l'habitude dans ce monde, sans un mot, sans explication. Pis que cela, certains proches collaborateurs du patron me faisaient parvenir des messages positifs, m'entretenant dans l'illusion que le Château allait m'être accessible, ils m'empêchaient de prendre clairement conscience qu'il ne le serait jamais. Dans un état de souffrance aiguë, je restais là, accroché à la Salpêtrière comme un pou à un peigne, comme un masochiste à son bourreau.

### *La psychanalyse impossible*

À cette époque, une amie, elle-même transfuge de la neurologie pure et dure vers la psychanalyse — toute aussi pure et dure —, mit le doigt sur la plaie et me posa la grande question : « Mon pauvre Tom, tu es complètement aliéné, parfaitement masochiste ; tu t'accroches à la Salpêtrière, où tu n'aboutiras jamais à rien de bon et qui va te détruire, et tu ne vois pas le monde autour ; quand commenceras-tu enfin une psychanalyse ? » Elle insistait et moi je lui répondais : « Je suis communiste, je ne vais pas me faire psychanalyser ! », ce qui n'était qu'une parcelle de ma vérité. Pourtant, elle avait cent fois raison : si j'avais pu me libérer de ce fantasme écrasant, j'aurais pu quitter la Salpêtrière quand il était encore temps.

Mais je ne pouvais pas me faire psychanalyser. C'était peut-être un des drames de ma vie, et même aujourd'hui j'ignore si j'ai eu tort ou raison de ne pas m'être engagé dans cette voie.

J'étais terriblement attiré par l'idée d'une cure... J'avais lu l'*Introduction à la psychanalyse* de Sigmund Freud en polonais à quatorze ans, et ce livre m'avait profondément bouleversé et amusé. Je ne comprenais rien au transfert (dont Freud parle d'ailleurs très peu dans *L'Introduction*) et je ne voyais que la traque de la mémoire, la résolution des énigmes : comment ne pas être emballé par un tel roman policier à l'intérieur de nous-mêmes ?

La deuxième chose qui m'avait séduit, c'était d'entendre un grand savant affirmer que les enfants avaient une sexualité, ce qui me paraissait, à moi, jeune garçon libidineux, une évidence absolue que ces salopards d'adultes taisaient pudiquement pour des raisons répressives. Cette lecture m'avait donc extraordinairement déculpabilisé de ma sexualité fantasmatique qui était très virulente, que Dieu me pardonne.

Ce désir intellectuel de comprendre, de vaincre l'amnésie infantile, était beaucoup plus puissant qu'une envie quelconque d'aller mieux, de bénéficier d'une aide psychologique. À vrai dire, l'idée même que « je ne vais pas bien, j'ai besoin de l'aide de quelqu'un » n'avait franchi mon esprit ni à dix-sept ans lors de mon suicide ni à trente-cinq à l'époque de ma dépression Salpêtrière. Je ne me disais pas « je suis malade » ou « je suis névrosé », mais je pensais toujours « je suis insuffisant » ou « c'est moi qui suis coupable si je ne réussis pas mieux »...

La motivation politique de mon refus était pourtant sincère. À cette époque, j'étais membre du parti communiste ; le petit groupe trotskiste, où je militais « clandestinement » par rapport à notre direction, était d'accord sur un point avec le PC : la psychanalyse est au service de l'impérialisme américain.

Même sans aller si loin, j'étais convaincu, et je le suis encore, que la psychanalyse aurait été une excellente manière de m'enlever mes idées communistes, de me faire cesser ma lutte pour l'humanité souffrante et pour transformer le monde [13].

Il y avait aussi la question de l'argent. Je me disais : « Tu vas t'embourber dans le fric et tu ne penseras plus à sauver les autres. » Je ne dis pas que j'avais tort ou raison, je dis ce que j'étais : attaché à mon statut de salarié du service public et gratuit pour les patients. Cela faisait partie de mon éthique et en même temps de ma névrose : je ne supportais pas plus l'idée d'être payé par un homme qui souffre que celle de payer quelqu'un pour me soigner. C'était un sentiment très fort : j'étais une victime de guerre, une victime du nazisme, je n'avais pas à payer pour une cure psychanalytique. Si j'avais su à l'époque — je ne l'ai appris que quinze ans plus tard — que l'Institut de psychanalyse faisait des analyses gratuites, j'y serais peut-être allé (ou peut-être pas). En tout cas, cela aurait sûrement affiné ma réflexion.

Mais j'entendais des infirmiers du parti, des surveillants communistes de Sainte-Anne, qui disaient : « Ces internes en psychiatrie, c'est des salauds ; ils passent à peine une heure par jour à l'hôpital, et ils prennent tout l'argent du service public pour faire leur psychanalyse et soigner ensuite les gens dans le privé moyennant finances ! » Cela me dégoûtait profondément, je me disais que je ne serais jamais comme eux. J'étais parfaitement d'accord avec les huit psychiatres communistes (voir note 13) quand ils dénonçaient le rôle de l'argent, constamment présenté comme « moteur de la cure », quand ils remarquaient que seule une minorité infime pouvait bénéficier de cures techniquement sérieuses, et quand ils jugeaient cela scandaleux sachant « les conditions lamentables dans lesquelles sont traités les malades mentaux d'origine prolétarienne ».

Bref, la psychanalyse, pour moi, était liée à l'exercice libéral de la médecine dont je ne voulais pour rien au monde ; et d'ailleurs, je n'en ai jamais fait. Cependant, après bientôt quarante ans de psychothérapies quasi gratuites, je me dis parfois que le monde étant ce qu'il est, l'échange soins-argent facilite parfois l'évolution de certains patients névrosés, qui vivent la gratuité comme une humiliation.

Je n'étais pas non plus tout à fait insensible au discours antipsychanalytique venant des médecins, qui reprochaient, souvent à juste titre, à la psychanalyse son caractère impérialiste et surtout sa négation de la médecine organique et de la biologie. En ce temps où mon désir de faire une psychanalyse était en hausse, j'étais très ami avec une jeune collègue, interne dans le service. Elle maigrissait à vue d'œil ; je lui trouvais une tête de grande malade, je lui conseillais d'aller voir un médecin. J'allais voir aussi son mari et je lui disais : « Tu es fou, il faut que tu l'emmènes voir un médecin, elle est en train de crever. » Et tous les deux me disaient : « Mais non, mais non, Tom, tu es bête, on voit que tu n'es pas psychanalysé, tu ne peux pas comprendre, elle maigrit parce que c'est une période douloureuse et féconde de sa psychanalyse. »

Au bout de deux-trois mois, elle est morte brutalement d'une rupture d'anévrisme. Les médecins dirent : « Encore une victime des psychanalystes [14]. »

Parmi les raisons qui ont contribué à me faire renoncer à la tentation psychanalytique, il y en avait une qui agissait plus secrètement, c'était celle qui tenait à mon histoire personnelle. Un psychanalyste qui jouissait de ma confiance m'avait dit un jour : « Tu vois, Tom, étant donné les horreurs que tu as vécues pendant la guerre et la façon dont tu as perdu tes parents, ce n'est peut-être pas bon du tout pour toi de te faire psychanalyser. » Sans que je l'approfondisse ni la discute, cette remarque me paraissait pertinente, et me permettait de ne pas trop remuer tout ce que j'ai préféré voir enkysté dans les profondeurs de mon âme.

Je n'ai donc jamais subi de cure, ou n'en ai jamais bénéficié, comme on voudra. Tout juste quatre séances de rêve éveillé, et, quand mon asthme est devenu inconciliable avec la cigarette, quelques séances de psychothérapie en face à face. Cette mini-cure, à peine plus longue que la consultation dans le ghetto, m'a fait comprendre un tas de choses et m'a secoué jusqu'aux tréfonds de mon être. Effrayé, j'ai tout arrêté brutalement ; puis, à la suite d'un événement personnel, je me suis remis à fumer de plus belle pour me détruire plus vite. Un jour enfin, dans un sursaut, j'ai emporté à mon bureau un magnétophone, j'ai revécu intensément ma fuite du train, et j'ai crié, j'ai pleuré, j'ai hurlé que ce n'était pas ma faute ; que je n'étais pas coupable de vivre, même si j'avais laissé mes parents aller sans moi vers leur mort.

Je n'ai jamais pu réécouter cette cassette. Mais c'est à ce moment d'« abréaction » solitaire que je dois sans doute d'être encore là.

La névrose Salpêtrière s'évanouit en plusieurs temps. Le *double bind* (la double contrainte) tissé par les messages contradictoires se délia brutalement en 1966 au concours d'agrégation, où mon patron me refusa même l'admissibilité. La raison de ce rejet fut enfin explicitée à une personne haut placée qui avait bien voulu intervenir en ma faveur : « On n'a pas le droit d'être à la fois juif, étranger, et vendu aux Chinois. » Je suppose que le professeur Michaux m'aurait pardonné d'être métèque si j'avais été conformiste et d'être « maoïste » si je m'étais appelé Dupont, mais les deux à la fois, c'était trop. Je partis en claquant la porte ; du jour au lendemain, j'abandonnai mes consultations, c'est-à-dire quatre-vingt-cinq patients que je craignais de ne plus jamais revoir [15].

Aujourd'hui, ce « passage à l'acte » m'apparaît comme un acte aussi fondateur de mon existence que le saut du train en 1943. Dans les deux cas, c'était la fuite d'un monde mortifère, jadis pour ma vie tout court, maintenant pour ma vie psychique.

Le lent processus de ma libération commença à ce moment. Ce n'était plus l'angoisse, mais une vraie dépression, un vrai deuil. J'en suis sorti du jour au lendemain quand un excellent ami psychiatre, me voyant dépérir, me conseilla de prendre du Tophranil. J'eus honte du spectacle que je donnais et je « guéris » aussitôt, bien entendu sans prendre un seul comprimé. Mai 68 paracheva cette guérison, qui fut scellée, quelques années plus tard, grâce à une « psychothérapie » éclair que m'offrit une jeune femme dont j'étais tombé très amoureux ; ces simples mots suffirent : « Mais si tu avais été professeur à la Salpêtrière, je ne t'aurais pas aimé... »

Comment avais-je géré pendant si longtemps cette névrose masochiste et cet attachement morbide à la Salpêtrière ? Je m'en tirais par ce qui m'apparaît aujourd'hui comme un compromis : certes, j'acceptais des humiliations dont la plus terrible était mon inhibition totale devant l'autorité suprême représentée par les patrons, et même par quelques sous-patrons plus impressionnants que les autres. Je n'osais ni leur réclamer, ni même demander une place ou une faveur, ni encore moins exprimer ouvertement et fort mon désaccord, voire mon écœurement devant la violence, l'injustice dans la manière de traiter les malades. J'osais tout au plus des pointes d'humour, de dérision, et me défoulais davantage devant les amis, les faux amis, les collègues et le personnel soignant. Mais d'autre part, depuis le début, j'apprenais tout a contrario. Je me suis formé en tant que psychiatre en apprenant pas à pas l'enseignement de mes maîtres, et en faisant toujours le contraire de ce qu'ils m'enseignaient. Je voyais concrètement comment ils soignaient — soigner n'est pas le mot —, comment ils maltraitaient les malades, et c'est en faisant exactement le contraire que je suis devenu un psychiatre humaniste... et peut-être aussi un assez bon psychothérapeute d'adolescents, même délinquants.

# V

# Les années d'action

## *Du côté des abandonnés*

### À SAINT-VINCENT-DE-PAUL

Pendant ces années d'apprentissage, mon amour pour la pédiatrie eut surtout pour cadre l'hôpital Saint-Vincent-de-Paul, et plus précisément le service du professeur Lelong, le service le plus célèbre de Paris, à cette époque, après les Enfants malades. C'est là qu'en alternance avec la Salpêtrière, j'ai passé un grand nombre d'années, comme externe, interne puis chef de clinique [1].

À l'époque, cet hôpital comportait deux parties, pas tout à fait séparées puisque les enfants pouvaient passer de l'une à l'autre. Leur statut, la nature des patients et les conditions de vie y étaient pourtant très différents. L'une est aujourd'hui intégrée dans ce qu'on appelle « les hôpitaux de Paris », l'autre, appelée Assistance publique [2], était réservée aux enfants abandonnés ou recueillis temporairement. Elle comprenait la pouponnière, les pavillons d'enfants plus grands, et le pavillon des grandes filles dans les combles d'un bâtiment ancien.

Du côté des enfants hospitalisés pour maladie, j'ai

beaucoup de souvenirs positifs : mon maître Lelong nous apprenait, dès 1953, qu'il ne faut jamais examiner un bébé qui pleure, qu'on doit toujours l'amuser, lui faire guili-guili, patiemment, lentement, jusqu'à ce qu'il s'arrête de pleurer, et ne l'examiner qu'ensuite. Il aimait aussi répéter ce qui aujourd'hui est un véritable truisme mais ne l'était pas à l'époque : « Le bébé n'est pas qu'un tube digestif. » Dans ma naïveté juvénile, je croyais que c'était l'enseignement classique, normal ; j'ai compris beaucoup plus tard que Lelong était un véritable pionnier.

Grâce à cet enseignement peut-être, je me suis mis à pratiquer, avec des nourrissons anorexiques en voie de déshydratation, ma « miaouthérapie ». Les médecins leur faisaient toutes sortes d'examens, les infirmières essayaient de les nourrir, et moi, ne comprenant rien à l'époque à la psychiatrie du nourrisson, qui n'existait d'ailleurs pas, je leur faisais simplement des « miaous ». De temps en temps, un nourrisson souriait ; et les infirmières, les filles de salle disaient : « M. Tom, c'est l'externe — ou l'interne — qui miaule avec les enfants. »

Cette miaouthérapie a pris une dimension internationale quand je suis allé en 1957 en Allemagne de l'Est visiter le service des nourrissons, extrêmement prussien, de la ville de Stalinstadt. Une amie m'ayant présenté comme un jeune grand médecin français, les infirmières me montrèrent un petit bébé nourri par sonde, qui s'étiolait et se mourait... Évidemment, j'ai fait « miaou » au bébé, et les Allemands, aussi bêtes et obéissants dans le bien que dans le mal, ont commencé à se servir de ce miaou comme d'une méthode thérapeutique française. Quelques mois après, j'ai reçu une lettre enthousiaste disant que mon nourrisson avait guéri grâce à la miaouthérapie. Pourtant, à Saint-Vincent-de-Paul, on ne me prenait jamais au sérieux ; nul n'est prophète en son pays. La miaouthérapie ne s'est jamais développée en France, elle a été affinée et améliorée par la psychanalyse des nourrissons...

Mais surtout, j'ai appris dans ce service, comme dans certains autres services non psychiatriques pour adultes, ce qui a fait la gloire méritée de la médecine française : le sens clinique, la réflexion clinique, l'importance donnée à l'interrogatoire soigneux et à l'observation du malade, qui devaient guider le choix des examens complémentaires. Tout cela est en train de se perdre aujourd'hui, mais classe encore la médecine française parmi les meilleures du monde, surtout pour les pays en voie de développement, pour ce que l'OMS appelle « médecine de première ligne ».

J'y supportais pourtant difficilement certaines violences à l'enfant hospitalisé, aujourd'hui disparues. Je pense à la durée des visites des parents : une heure et demie par jour au moment du repas de midi, horaire très strictement respecté. On entendait la cloche sonner, les infirmières se précipiter dans les salles et dans les couloirs en criant : « C'est la fin de la visite, messieurs-dames, fin de visite ! », et toujours, le chœur déchirant des braillements des enfants, des nourrissons aux plus grands : « Maman, maman, maman ! » Des infirmières et certains médecins en tiraient une conclusion : « Vous voyez ce que ça donne, quand on laisse faire des visites ? Les enfants braillent. »

Il existait déjà quelques pays où l'on hospitalisait la mère et l'enfant, pratique qui paraissait indigne d'un service parisien sérieux. Il a fallu des années et des années pour la faire admettre chez nous grâce aux travaux des psychologues, des psychiatres, des psychanalystes. Ceux-ci ont montré la perturbation des relations entre un bébé, surtout prématuré, et ses parents qui pendant des semaines et des mois ne pouvaient pas le tenir dans leurs bras.

Dans les années 70 encore, j'ai visité, avec les pédiatres du club de pédiatrie sociale, le service des prématurés du King's Hospital de Londres dirigé par mon vieil ami le professeur Eric Stroud. Les Français n'en croyaient pas leurs yeux : les murs étaient fleuris, les infirmières portaient chacune une robe de couleur différente, les incubateurs étaient disséminés à l'anglaise parmi les fleurs, et à côté de chaque incubateur, il y avait une maman qui mangeait et dormait là où elle voulait. Les questions fusaient : « Mais les infections ? Mais ceci, mais cela... ». Et Stroud répondait, avec un malicieux plaisir : « Notre hôpital a reçu le prix de la reine Elizabeth : nous avons le meilleur taux de guérison de prématurés et le plus bas taux d'infection. » Depuis, j'ai eu la joie de voir en France aussi l'amélioration du sort des prématurés. La durée des visites aux enfants hospitalisés a augmenté elle aussi progressivement, les horaires sont devenus plus souples, et on a fini par arriver à l'hospitalisation de la mère et l'enfant et à l'apparition de petits hôtels inclus dans l'enceinte de l'hôpital.

C'est dans l'autre secteur de Saint-Vincent-de-Paul, du côté des enfants abandonnés, que j'ai appris la violence hospitalière, la violence institutionnelle envers l'enfant, une violence qui est loin encore d'être disparue partout. Le sort de ces enfants m'a bouleversé mais, je l'avoue avec honte, ma révolte est restée enfermée en moi pendant des années. Ce n'est qu'après 1968, quand j'ai commencé à rédiger mon premier livre sur les violences institutionnelles, *Travail social contre qui*[3] *?*, que j'ai commencé à évoquer publiquement ces souvenirs brûlants.

Dans cet hôpital, qu'on appelait encore à l'époque

« Les Enfants assistés », se trouvait au XIX^e siècle le fameux tourniquet où les mères abandonnaient les enfants. Il existait donc là une très vieille tradition, une « culture » de l'enfant « de l'Assistance publique » qui ne semble pas encore complètement éteinte. La violence y régnait de manière tellement « naturelle » que ses agents ne se rendaient même pas compte de son existence.

Je me souviens ainsi de la cérémonie du PPA (« Peut Partir en Agence »). Les enfants âgés de moins de six ans, voire les nourrissons, ne restaient qu'un temps à l'hôpital : ils étaient répartis dans différentes agences de l'Assistance publique du Morvan, du Berry, ou de la lointaine banlieue parisienne. Là, ils allaient soit en institution, soit en nourrice comme Cosette chez les Thénardier. Pour pouvoir ainsi partir en agence, noblesse oblige, l'enfant devait être examiné par un médecin. « Le médecin », c'était l'externe ou l'interne. Et l'externe ou l'interne, c'était moi.

À l'aube, tiré du lit, j'entrais dans la pièce remplie des enfants en partance. C'était un hurloir inimaginable ; il y avait toujours une dizaine, parfois une vingtaine de mômes mal réveillés qui braillaient à fendre l'âme, le plus souvent assis sur des pots.

Deux ou trois infirmières m'attendaient. Elles prenaient l'enfant, avec ses papiers, pour vérifier qu'il correspondait bien au numéro gravé sur le petit bracelet. L'une d'elles me montrait la feuille de température pour que je constate de visu qu'il n'en avait pas ; parfois, au dernier moment, elle lui mettait encore le thermomètre dans les fesses. Ensuite, le gosse était empoigné, enlevé du pot et mis sur les genoux d'une infirmière qui le maintenait dos contre sa poitrine, une main sur le front, tête renversée en arrière. On n'avait pas besoin de lui ouvrir la bouche parce qu'il hurlait tout le temps ; au cas où il la fermait, on lui bouchait le nez. Mon métier, c'était alors, avec une lampe d'oto-rhino sur le front, de prendre l'abaisse-langue qu'on me tendait, de l'enfoncer rapidement dans sa bouche, et de constater qu'il n'y avait pas de rougeur de la gorge. Après cet « examen », je signais le PPA, l'enfant, enveloppé ou non, était emmené dans une petite ambulance avec des verres opaques, semblable à celle qui m'a transporté en 1945 de l'hôtel *Lutetia* à la Salpêtrière.

L'indifférence au sort de ces enfants s'expliquait en partie par le contexte idéologique : jusqu'aux années 50, ils étaient souvent considérés comme faisant partie d'une sous-humanité. Le professeur Michaux disait encore qu'un enfant abandonné par ses parents était forcément génétiquement pervers et déficient, ne serait-ce que parce qu'il était né de parents capables de l'abandonner. Adversaire de l'adoption, il pensait que les candidats-parents étaient fous de vouloir lier leur vie à celle d'un individu sans valeur. Il n'était pas seul à avoir de telles idées, ce n'était pas un monstre ; c'était un homme du XIX^e^ siècle, dont les théories ont dominé nos sociétés plus ou moins explicitement jusqu'en 1945.

On se débarrassait de ces enfants en les déportant dans des provinces lointaines où les maigres rémunérations des nourrices contribuaient tant bien que mal à la survie des campagnes pauvres et à la lutte contre l'exode rural. Les familles nourricières avaient à peine assez d'argent pour nourrir et habiller les enfants ; il était donc presque inévitable qu'elles les sous-alimentent, les maltraitent et exploitent leur force de travail. Certaines gardaient jusqu'à huit enfants, devenant de vraies micro-institutions, violentes et abandonnées, sans frein ni contrôle. Les inspecteurs de l'Assistance publique passaient tous les 36 du mois, se contentant d'organiser les déplacements et de constater la mort...

C'était un monde sans appel, sans juge, sans personne devant qui crier sa détresse.

Bien sûr, il y avait toujours des exceptions, des familles qui savaient aimer et éduquer l'enfant qui leur était confié : un d'Alembert au XVIIIe siècle, ou mon ami le célèbre joueur d'orgue de barbarie du plateau Beaubourg[4] et bien d'autres. C'est Myriam David, psychanalyste géniale qui, vers la fin des années 50, a commencé à transformer cet enfer en outil thérapeutique pour enfants assistés, dits ensuite « cas sociaux », ou « carencés » — comme par hasard, elle avait survécu elle-même à un long séjour à Buchenwald. Pour ce faire, elle a augmenté substantiellement les indemnités des nourrices, et surtout, elle s'est mise à discuter avec elles et avec les enfants à une cadence rapprochée, individuellement et en groupe.

L'inhumanité était aussi grande dans la célèbre pouponnière située dans de la chapelle. Jeanine Lévy et Danièle Rappaport ont réalisé là un film poignant mais optimiste, qui montre cette institution jadis et maintenant. Cette chapelle réservée aux nourrissons mis au dépôt, énorme, sept-huit mètres sous le plafond voûté, était divisée par des paravents, entre lesquels étaient placés les petits lits à barreaux. Lorsqu'un seul bébé commençait à crier, toute la chapelle hurlait à l'unisson, tandis que les infirmières, les aides-soignantes s'affairaient de l'un à l'autre. Formées dans un esprit hyper efficace et hyper médical, elles avaient appris à essuyer le derrière d'un bébé en trois secondes, à le changer en douze secondes, et elles étaient d'autant mieux notées qu'elles dispensaient plus rapidement les soins de l'enfant. Comme Charlot dans *Les Temps modernes*, la puéricultrice introduisait rapidement le biberon dans la bouche du nourrisson, le torchait, le changeait, sans un sourire, sans un mot... Les meilleures arrivaient à faire toutes ces manœuvres en deux minutes. Grâce à quoi l'enfant pouvait passer tout le reste de son temps dans son lit, à hurler.

Tout ce que je savais faire alors pour exprimer ma révolte devant ces dizaines de frimousses tristes, chacune vouée à sa solitude, c'étaient mes « miaous », qui au grand étonnement des puéricultrices faisaient parfois rire ou sourire un nourrisson.

Ces soins à la chaîne étaient encore humains par rapport à ce que j'ai vu plus tard dans des pouponnières en Algérie ou en Allemagne de l'Est, où l'infirmière ne passait même pas deux minutes avec l'enfant : celui-ci avait son biberon attaché par une ficelle au lit, et buvait son lait tout seul. Ceci était exceptionnel en France, sauf à Paul-Parquet, une pouponnière de longue durée pour enfants recueillis, dix fois plus maltraitante que la chapelle de Saint-Vincent. Là, mon amie Élisabeth Zucman faisait ce que nous appelions la « pêche aux hospitaliques[5] » : grâce à sa finesse et à son flair, elle savait parfois distinguer les faux psychotiques, elle les sortait de cette pouponnière et les confiait au placement familial que nous avions créé autour de l'hôpital de la Roche-Guyon. Nous avons connu ainsi quelques succès inattendus et extraordinaires.

Quand, en 1995, toute la France pleurait sur le sort des petits enfants dans les institutions roumaines, j'ai rappelé le sort de nos propres enfants abandonnés, tel que je l'avais connu. Les images montrées à la télévision m'ont simplement ramené vingt-cinq ans en arrière.

C'est dans une salle située au deuxième étage de l'hôpital, séparée du couloir par une paroi vitrée recouverte parfois par un drap, que j'ai le mieux senti la similitude entre les camps de concentration et les hôpitaux pour enfants exclus dans les pays riches. Cette salle était réservée aux « encéphalopathes », qu'on appelle aujourd'hui les « polyhandicapés »[6]. Là étaient regroupés les enfants les plus rejetés de tous, les plus méprisés, objets d'horreur et de punition pour les membres du personnel. Ceux-ci y étaient envoyés quand ils étaient mal notés, ou quand ils avaient fait une bêtise dans une salle pour enfants malades ordinaires.

Une trentaine de gosses âgés de trois à dix-sept ans vivaient là, dans un état indescriptible de crasse, de puanteur, d'abandon affectif et même médical. Ils étaient tous attachés dans leurs lits à hauts barreaux avec des ceintures de sécurité, changés une fois par jour. Mal nourris, ils ressemblaient souvent à des squelettes.

Les médecins ne venaient pas très souvent dans cette salle, seulement pour faire la visite, et surtout pour prescrire des encéphalographies gazeuses[7], des ponctions lombaires, et d'autres examens aussi inutiles que douloureux. J'avoue avec grande honte que j'en ai exécuté une bonne dizaine de fois, et je m'en veux encore. Je ne peux dire qu'une chose pour ma défense : du jour où je suis devenu « patron des encéphalopathes », aucune encéphalographie gazeuse ne fut plus pratiquée sur un enfant dont j'étais responsable.

J'étais volontaire pour travailler dans cette salle, probablement par masochisme, par culpabilité peut-être, pour raviver les souvenirs du camp de concentration. Mais c'est là que j'ai appris à examiner ces enfants. Grâce à ce goût assurément morbide pour l'époque, le professeur Lelong me confia en 1960 la responsabilité de l'hôpital de la Roche-Guyon. C'est là, à soixante-dix kilomètres de Paris, que l'Assistance publique avait décidé de réunir tous les enfants encéphalopathes réputés envahir (telle une marée montante, selon le titre d'un article de l'époque signé par un professeur de pédopsychiatrie...) les services de pédiatrie des hôpitaux de Paris.

En 1960, en effet, l'internement des enfants de moins de seize ans en hôpital psychiatrique fut interdit. Derrière l'allure humaniste et progressiste de ce décret, se cachait le désir plus prosaïque de débarrasser les hôpitaux psychiatriques de la « défectologie infantile », terme un peu méprisant appliqué à la prise en charge des déficients mentaux. Ceux-ci constituaient la grande majorité des enfants internés d'office. Il faut dire qu'avant 1965, un enfant encéphalopathe, ou un enfant arriéré profond, avec un QI inférieur à 65, n'était pas pris en charge par la sécurité sociale de ses parents : il était considéré inéducable sinon « irrécupérable » et ne pouvait être soigné que sur les fonds de l'Assistance publique. Aussi les parents sans moyens étaient-ils obligés de signer un papier qui confiait l'enfant à l'Assistance publique, acte qui était vécu comme un véritable abandon officiel.

Or, à partir de cette date, les hôpitaux psychiatriques cessèrent d'accepter les jeunes « arriérés ». Les premières victimes furent les familles qui ne se sentaient pas capables de vivre avec un enfant polyhandicapé dans la plus totale solitude et sans soutien aucun, public ou privé. Pour elles, l'hôpital psychiatrique était le dernier recours, d'autant plus que, l'enfant grandissant, les soins quotidiens devenaient de plus en plus pénibles.

Ces familles manifestèrent même dans les rues. Je me souviens d'une quarantaine de parents devant la préfecture de police dont certains criaient : « Trouvez-nous des internats ou nous les jetterons dans la Seine. » D'autres — ou les mêmes — amenaient leur enfant, sous le prétexte d'une fièvre quelconque, aux consultations d'urgence, à neuf ou dix heures du soir. Devant cette détresse, l'externe ou l'interne ne pouvait pas, humainement, ne pas l'accepter, et puis crac, les parents disparaissaient et l'enfant polyhandicapé « encombrait » le service de pédiatrie active.

Ceci conduisit certains patrons à rédiger des notes où ils interdisaient toute hospitalisation d'un enfant encéphalopathe dont la température était inférieure à quarante. Il fallait qu'il soit vraiment mourant. Les parents étaient traités de fraudeurs et de malhonnêtes.

La direction de l'Assistance publique eut alors l'idée de créer des maisons spécialement destinées aux enfants arriérés. Deux maladies chroniques des enfants étaient en ce temps-là en voie d'extinction grâce aux antibiotiques : le rhumatisme articulaire aigu (RAA) et la tuberculose. Il fallait donc remplir les maisons de convalescence et de long séjour dont les pensionnaires se faisaient rares. C'est ainsi que l'hôpital de la Roche-Guyon, occupé par une centaine d'enfants rhumatismaux, ouvrit un pavillon aux encéphalopathes.

Le professeur Lelong me dit : « Il n'y a que vous pour s'occuper de ça. » Il n'y avait pas de titre, pas de contrat, la rémunération était de trois vacations pour un jour de travail complet... Mais l'assistant du patron avait assorti la proposition d'un argument massue : « Tu es Juif et athée, tu ne vas donc pas à la messe le dimanche ? Eh bien cela fera ta BA : au lieu d'aller à la messe, tu iras à la Roche ! »

Une telle motivation, ajoutée à la culpabilité des camps de concentration et au désir de m'occuper de ces enfants, de découvrir les mystères de l'intelligence dans le cerveau des arriérés, eut raison de mon manque de temps et de mon vague sentiment de me faire exploiter. Tous mes amis et mes proches ont paru effondrés quand ils ont su que j'allais consacrer mes dimanches à une entreprise aussi folle.

## PEUT-ON HUMANISER UN SERVICE POUR « ENCÉPHALOPATHES » ? LA ROCHE-GUYON

### *La priorité à la relation*

En bon ancien interne, j'ai été frappé à mon arrivée par l'absence de dossier clinique de la soixantaine d'enfants arrivés peu de temps avant moi dans ce service. Le personnel des hôpitaux de Paris habitué aux enfants scolarisables, dont seuls les articulations et les reins étaient malades, était complètement désorienté par ces patients d'un genre tout à fait inhabituel. Quelques infirmières ont refusé de quitter le pavillon où restaient encore les petits rhumatismaux, mais la plupart m'a semblé faire preuve d'une grande curiosité et d'un désir louable de bien faire leur travail et d'améliorer, autant que faire se peut, le sort de ces enfants. C'est grâce à elles que, très rapidement, s'est décanté le mélange des idées scientifiques et humanitaires qui m'avait amené à accepter la responsabilité de La Roche.

En effet, avant de venir dans cet hôpital, je ne voyais aucune contradiction entre la science et la relation empathique. Je dois même avouer, sans trop en rougir, qu'à ma deuxième visite, j'avais apporté une magnifique trousse à autopsie gracieusement offerte par l'hôpital Saint-Vincent-de-Paul. Je pensais naïvement faire de belles autopsies et constituer une collection de cerveaux d'arriérés comme à la Salpêtrière. Quand le personnel a vu cette trousse, le haut-le-cœur a été général et j'ai vite caché l'objet d'une telle réprobation... La trousse n'a jamais servi. Sa disparition a signifié mon abandon du fantasme scientiste de trouver un prix Nobel dans un cadavre. Elle m'a permis aussi d'éviter les violences institutionnelles auxquelles mon investissement dans l'autopsie aurait donné libre cours, étant donné l'ambiance de l'époque.

Pourtant, la science se présenta encore à moi sous la forme d'amicales pressions. Ainsi, un jour, on nous confia un enfant atteint de la maladie de Van Bogaert, qui passionnait à l'époque le petit monde de la neuropathologie de l'hôpital des Enfants malades et de la Salpêtrière. Un professeur de l'hôpital des Enfants malades, à l'époque tout jeune agrégé, avait très bien soigné l'enfant, mais le prix d'une journée à l'hôpital des Enfants malades était quatre ou cinq fois plus élevé qu'à la Roche-Guyon. Il avait demandé le placement chronique, plus économique, et, la durée de survie étant estimée à trois mois environ, il avait insisté pour qu'on le prévienne vingt-quatre heures avant la mort, afin qu'il puisse récupérer le cerveau tout frais.

L'histoire de ce gamin arriva jusqu'à la Salpêtrière où une belle collègue neurologue, qui avait noué avec moi une relation amicale malgré ses penchants antisémites, me téléphona en me disant : « Mon Tom chéri, il paraît que tu as un Van Bogaert ; tu sais qu'ils ne connaissent rien à l'anapat' [8], aux Enfants malades ; c'est un véritable péché de leur envoyer ce cerveau ; je te supplie de me l'envoyer, ils n'en sauront rien. »

J'ai rigolé doucement devant cet assaut d'amabilités, puis un fait imprévu s'est produit. Grâce au traitement pertinent et ultra-moderne donné par le professeur des Enfants malades, et aussi, peut-être, grâce aux très bons soins relationnels à la Roche-Guyon, le petit Van Bogaert a survécu trois ans, contredisant complètement les pronostics de la faculté. Une infirmière au grand cœur l'avait adopté, surnommé « Crevette », ce qui était quand même plus mignon que « Van Bogaert » ; personne encore, nulle part, n'aurait eu l'idée de l'appeler par son nom ou son prénom. Elle l'avait chouchouté, emmené certains jours dans sa famille. À sa mort, il a été enterré chrétiennement dans le petit cimetière qui borde la Seine. Le professeur des Enfants malades et la neurologue de la Salpêtrière sont restés sur leur faim.

Mon attitude antiscientifique m'a donné quelques remords, mais en sabotant cette autopsie, j'ai sans doute définitivement choisi ma voie : la psychothérapie, la relation, et la lutte pour le bien-être des individus actuels et présents.

Tout en renonçant ainsi à une carrière de chercheur en biologie, je n'en ai pas moins continué à me passionner pour la génétique [9] et à exiger des examens paracliniques, en m'opposant toujours à ceux qui sont peu utiles, dégradants, et très douloureux. Depuis qu'on dispose d'imageries modernes, des caméras positon, du scanner, etc., et que l'on peut, par une simple prise de sang, découvrir des lésions génétiques extrêmement fines, je critique d'ailleurs moi-même les psychiatres qui s'opposent activement ou passivement au travail scientifique. Personne ne doit plus mettre en question la collaboration croissante entre les psychiatres qui s'occupent surtout des problèmes relationnels, et des neurologues, des généticiens, des pédiatres qui ne travaillent peut-être pas pour le bien immédiat de l'enfant mais qui font progresser la science, et rendre possibles les thérapeutiques de demain [10].

Mes capacités relationnelles, en revanche, trouvaient une véritable caisse de résonance parmi les équipes qui, ainsi stimulées, apportaient toutes sortes de trouvailles concrètes, fruit de leur imagination.

Je m'étais mis à examiner chaque enfant deux heures ou plus et à noter tout ce que je trouvais. Deux ans plus tard, j'ai publié mon premier article sur le sujet, intitulé « Examen de l'enfant encéphalopathe [11] ». Ce travail clinique remplissait une double fonction : il comblait la curiosité du personnel en montrant l'intérêt « scientifique » de ces patients considérés jusque-là comme indignes même d'une bonne observation, et il montrait en même temps une possibilité d'entrer concrètement en communication et en relation avec tous, sur le mode verbal ou infra verbal, par le toucher ou par les yeux.

C'est là, je crois, la raison de ma bonne réputation à la Roche-Guyon, du fantasme « saint Tom des arriérés » qui me ravissait tout en me gênant : je savais au fond de moi-même que j'étais plutôt nul, que je n'ai pas réussi à révolutionner le service, que je n'ai inventé aucun nouveau traitement. Mon seul mérite était peut-être que, contrairement aux autres médecins, je m'intéressais concrètement aux enfants et je ne les fuyais jamais pour me réfugier dans l'autorité ou dans le travail institutionnel.

Je montrais, par ma façon d'être avec ces « encéphalopathes », qu'ils étaient des êtres humains, et j'ai été pendant plus de quinze ans, sans le savoir, le gardien d'une éthique dont les établissements pour arriérés profonds avaient grand besoin, parce que les usagers y étaient considérés trop souvent comme des légumes. Je faisais de l'éthique comme Monsieur Jourdain de la prose, mais ce qui me paraissait aller de soi semblait révolutionnaire à mon entourage et aux visiteurs.

Je faisais le contraire de ce que j'avais vu dans les hôpitaux : je passais la plus grande partie de la journée au chevet des patients à les examiner et à jouer avec eux. Je connaissais tous les gamins par cœur, prénoms et histoires cliniques, et la plupart me reconnaissaient. Maintenant, on lit partout que les enfants polyhandicapés, sans langage, vont d'autant mieux que nous leur parlons et que nous arrivons à décoder leur langage non verbal, leur façon d'exprimer leurs désirs ou leurs refus... C'est devenu une banalité, en tout cas en théorie, sinon en pratique. Or, pour des raisons que je ne suis pas capable d'expliciter, j'avais ce don de communiquer intuitivement avec les psychotiques, les arriérés, les grabataires. Est-ce que je comprenais vraiment ce qu'ils voulaient ? Je n'en sais rien ; j'ai dû projeter sur eux beaucoup de ma propre souffrance cachée et non dite.

Je me comportais avec eux comme avec les comateux dans les services de neurochirurgie. Je me disais qu'ils comprenaient peut-être bien davantage qu'ils n'en avaient l'air, et au moins certaines nuances de notre intonation. Plus tard, quand je me suis mis à écrire sur l'éthique dans la vie quotidienne avec les polyhandicapés, j'ai toujours insisté sur ce postulat fondamental et je me suis attaché à convaincre les équipes de la pertinence de ce principe : *il faut parler à tous les polyhandicapés exactement comme s'ils comprenaient*[12].

On évite ainsi le spectacle navrant des soignants qui, tout en accomplissant des soins, discutent entre eux des prix des voitures, des marchés, des cocufiages et des potins de la télévision... L'enfant se trouve alors manipulé comme un objet, comme un veau, comme un poulet. Je pense que ce mépris, cette indifférence, est encore plus grave que l'attitude du personnel qui injurie les enfants en les manipulant ; habitude assez fréquente, même chez les soignantes plutôt affectives et sympathiques qui disent, par exemple : « Petit salaud, qu'est-ce que j'en ai marre de te torcher, qu'est-ce que tu peux être sale, mon cochon », etc. Il me semble qu'un tel discours, bien qu'apparemment non respectueux, est mieux ressenti par le polyhandicapé que l'indifférence ou les paroles qui lui passent au-dessus de la tête et ne lui sont pas destinées. On peut observer, parfois, l'enfant polyhandicapé répondre à ces injures par un grand sourire ! Il a été sensible à l'intonation de la voix, à la mimique du visage si ce n'est au contenu du discours.

Avec le temps, j'ai compris que l'aspect « non humain » de ces enfants, qui motive le rejet dont ils sont victimes, résulte, pour une grande part, des conditions de vie qui leur sont faites [13] ; j'ai pris conscience de l'importance vitale pour eux d'une stabilité affective. Évidemment, la meilleure stabilité, la meilleure ambiance affective, l'enfant la trouve avec sa maman, son papa, ses frères et sœurs. Mais dans notre société, toutes les familles ne peuvent assumer la vie quotidienne avec un polyhandicapé, et ce d'autant plus qu'il devient plus âgé. Les internats restent donc encore pour longtemps une nécessité. Certes, il faut impérieusement les humaniser, les améliorer de plus en plus, mais nul n'a le droit de condamner, de taxer de « rejetants » les parents qui leur confient leurs enfants [14].

Alors comment, à l'hôpital, fournir cette affection, cette stabilité, dans un système de « trois-huit », de trois équipes qui changent trois fois par jour, sans compter les week-ends, les congés, les vacances, les arrêts maladie ?

Nous avions remarqué que les enfants les plus épanouis, qui évoluaient le mieux, étaient ceux qui avaient eu la chance d'avoir été choisis par tel ou tel membre du personnel, une infirmière, une éducatrice qui disait : « Ça, c'est ma fille, ma fille adoptive ! » Mais on ne peut pas obliger une infirmière à aimer tel ou tel enfant, et encore moins à les aimer tous...

### *Le placement familial spécialisé*

Je pense en fait que l'hôpital de la Roche-Guyon n'aurait pas été considéré comme le « modèle » qu'il a été pendant quinze ans si je n'avais pas eu la chance d'avoir recruté deux bénévoles : Élisabeth Zucman, médecin de rééducation, et Claude Martin, psychologue, à qui s'est jointe, plus tard, Mireille Aragonoïty, à l'époque « jardinière d'enfants » spécialisée. C'est avec elles que sur une idée d'Élisabeth, nous avons réalisé, pour contourner ces difficultés, le placement familial spécialisé. L'enfant est confié à plein temps à des familles nourricières, puissamment aidées et encadrées par les professionnels [15].

Ce placement employait une quinzaine de familles rurales, plutôt modestes — des couples de retraités, des femmes d'artisans ou d'employés — vivant dans un rayon de vingt kilomètres autour de l'hôpital. Les contacts, guidance amicale plus que surveillance, étaient étroits et fréquents : visites à domicile régulières et sur demande, consultations hebdomadaires à l'hôpital, et réunions de groupe avec ou sans thème. Le succès a dépassé nos attentes : nous avons pu véritablement sauver certains enfants, les autres se sont améliorés considérablement. Les nourrices elles-mêmes se sont transformées : leur nouvelle tâche, les relations avec l'équipe parisienne leur ont donné un accès à la lecture, à la culture, et ont amélioré leur image d'elles-mêmes. Elles se sont syndiquées pour revendiquer un statut de salariées, et je crois qu'elles étaient parmi les pionnières du grand mouvement de liquidation des nourrices à l'ancienne, sous-payées et incultes, auxquelles ont succédé les actuelles « assistantes maternelles [16] ».

### *Éducation-soins, premiers tâtonnements*

Mais déjà avant la création du placement familial spécialisé, dans les années 60, notre brain-trust féminin, en collaboration étroite avec la surveillante générale, trouvait une foule de petites idées, d'arrangements concrets et ras des pâquerettes pour améliorer le quotidien des enfants. Ils étaient par exemple régulièrement sortis du lit et, au minimum, restaient sur des matelas posés par terre, ce qui permettait de libérer leur motilité spontanée. Nous avions formé de petits groupes, nommés un peu pompeusement « l'école », avec une soignante volontaire qui s'occupait activement des enfants. Nous avions entrepris de vraies expériences pour humaniser les repas, tant par la qualité des aliments que, surtout, par la manière de nourrir l'enfant. C'était là une vraie prévention des fausses routes qui permettait d'éviter l'alimentation par sonde à demeure. Les résultats étaient parfois spectaculaires : un enfant réputé aveugle retrouve la vue, des grabataires apprennent à marcher, des muets arrivent à parler. Les raisons de ce que nous appelions modestement « le miracle du bon air de La Roche-Guyon » étaient pourtant simples : nous avions sans le dire, et presque sans le savoir, déclaré la guerre à la démence asilaire, celle qui se surajoute aux troubles d'un enfant quand il n'est pas traité de manière humaine.

Ce qui, à l'époque, pouvait paraître une attitude de pionnier, m'apparaît aujourd'hui dans son insuffisance. En effet, mon maître mot à La Roche était l'affectivité, le maternage, la relation. J'étais tellement écœuré par l'inhumanité des soins auxquels ces enfants étaient soumis que je considérais comme ma tâche principale de rendre leurs conditions de vie plus affectives et de faire régner l'amour et la relation. Je crois qu'ainsi j'ai permis, pendant un temps, de voir ces enfants autrement. Mais plus tard, les progrès accomplis un peu partout dans la prise en charge m'ont montré les limites de mon attitude antibureaucratique ; elle m'empêchait de faire des avancées théoriques dans l'éducation, de construire et faire appliquer des programmes, de donner des instructions précises au personnel et d'évaluer régulièrement les progrès des enfants.

Longtemps, je suis resté ambivalent au sujet de leur éducation, et j'ai manqué d'enthousiasme à soutenir les tentatives d'Élisabeth Zucman en ce domaine. Quand la loi de 1975 a proclamé le droit à l'éducation pour les polyhandicapés, j'ai craint que ce ne soit là une mystification lancée pour faire plaisir aux parents, pour leur permettre de dire : « Mon enfant va à l'école, il n'est pas malade. » J'avais peur que les résultats décevants de cette éducation n'entraînent envers les enfants de nouvelles violences. Plus tard, après mon départ de la Roche, j'ai compris que ma position était peut-être passéiste et réactionnaire [17].

Aujourd'hui, je suis convaincu que si l'on se contente d'assurer le confort et le droit à la vie, on glisse forcément dans l'immobilisme, dans un monde intemporel et mortifère, on risque de transformer un établissement pour enfants en mouroir pour vieillards. Par contre, dès qu'on parle d'« éducation », même si elle doit se dérouler sur vingt ans, dès qu'on parle « d'objectifs », dépassés, non atteints, la vie fait son entrée dans l'institution, le personnel s'investit davantage dans son travail et évite le syndrome d'usure qui le guette dans les institutions trop statiques.

Même avec les plus atteints, l'éducation est possible pour leur donner un minimum d'autonomie, améliorer leurs possibilités de communication et leur sociabilité ; elle offre avant tout une excellente occasion de s'occuper d'eux. La plasticité de leur cerveau, même le plus lésé, semble plus grande qu'on ne l'imaginait il y a trente ans encore ; des progrès sont possibles, même au-delà de l'âge de l'obligation scolaire. Pour ces enfants, il n'y a pas de « petits progrès », chaque avancée, même insignifiante aux yeux de l'observateur « objectif », peut être extrêmement gratifiante pour celui qui est impliqué avec lui dans une relation affective. Ces progrès constituent une source de joie énorme pour les parents, ils jouent un rôle capital dans leur relation à leur enfant et je pense maintenant qu'il faut tout faire pour répondre à ce désir. L'éducation, enfin, change notre regard sur ces enfants, les rapproche des autres et contribue à les faire considérer comme des êtres humains au plein sens du terme.

Mais l'attitude éthique consiste à trouver la voie, parfois étroite, entre ce droit à l'éducation, la plus pertinente possible, et l'acharnement pédagogique qui réifie l'enfant. L'éducation ne doit jamais aboutir au dressage et devenir une entrave à la convivialité [18].

*Un déclin et ses causes*

Dans ces années 70 où les exigences thérapeutiques et éducatives augmentaient, l'évolution de l'hôpital de La Roche-Guyon, elle, me paraissait régressive. Le personnel semblait moins motivé : les demandes de neuroleptiques pour les enfants augmentaient toujours, certains enfants restaient attachés aux barreaux de leur lit pendant la semaine et n'étaient déliés que le dimanche... La nouvelle direction de l'hôpital paraissait peu intéressée par le bien-être des enfants, le nouveau professeur de tutelle proposait des essais scientifiques sur le seuil de la douleur des polyhandicapés et des psychotiques. Je commençais à me sentir, à tort ou à raison, seul et impuissant à maintenir un niveau thérapeutique correspondant à mes exigences ; ainsi ma lutte constante contre le surpeuplement scandaleux se heurtait à un véritable mur, tant du côté de l'administration centrale que de la direction locale.

Au même moment, un problème de santé grave, conséquence des séquelles de la guerre et de mon tabagisme impénitent, m'a conduit pour 48 heures dans un service de réanimation... Travailler sept jours sur sept m'a semblé, à cinquante et un ans, comme un peu audessus de mes forces.

Dix ans plus tard, quand les Anglo-Saxons ont parlé du « syndrome d'usure » *(burn out)*, celui-ci m'est apparu comme une des causes des violences institutionnelles que j'ai décrites. J'ai compris alors qu'en 1976 j'en avais été moi-même une victime.

Avant de partir, j'ai demandé une audience au directeur de l'Assistance publique. J'ai essayé de le convaincre pendant trois heures qu'il était très difficile de soigner ces enfants, si dépendants de l'environnement psychologique et éducatif, dans une structure purement sanitaire, où le surpeuplement poussait à l'anonymat, sans personnel formé et volontaire, et sans médecin titulaire ayant à la fois du pouvoir et un nombre respectable d'heures de présence sur place. Après mon départ, un vrai poste de médecin-chef a été créé, un peu de personnel spécialisé est arrivé, le surpeuplement a diminué, très lentement : quinze à vingt places ont été gagnées en vingt ans...

J'ai gardé de ma démission un sentiment de malaise : tantôt je voyais un acte de courage dans mon refus de cautionner une institution trop éloignée de mon idéal et devenue même déjà trop violente, tantôt un acte de lâcheté, une fuite devant mon impuissance à livrer bataille. Le personnel au grand complet, moins sévère, me fit une fête grandiose, et je fus surpris de voir tant de larmes et tant de cadeaux.

Malgré cet abandon, ma réputation m'a permis de continuer à travailler avec des personnes polyhandicapées et autistes graves : les familles venaient à mes consultations, les institutions m'invitaient en tant qu'expert pour discuter des problèmes diagnostics et épidémiologiques, de la prise en charge et de la lutte contre les violences institutionnelles. J'ai poursuivi mon travail de recherche et d'enseignement, participé, voire organisé des congrès et des séminaires internationaux, conseillé ministres et hauts fonctionnaires dans la rédaction des arrêtés et des ordonnances. Bref, je suis devenu un « mandarin » du polyhandicap.

Une seule institution, où je travaillais également depuis quinze ans, a occupé désormais toute la place dans mon cœur ; son public était bien différent de celui de la Roche-Guyon, et l'atmosphère y débordait de vie turbulente et agitée.

### *Du côté des rejetés*

Parallèlement à mon travail avec les polyhandicapés, a débuté en 1960 mon engagement à la marge opposée de la psychiatrie infanto-juvénile : je suis entré comme « médecin », sans contrat écrit, à la bonne franquette, au centre familial des jeunes de Vitry (CFDJ).

C'était un petit foyer de semi-liberté pour une vingtaine de garçons âgés de treize à vingt et un ans, réputés délinquants et surtout « caractériels » agressifs dont, en majorité, personne ne voulait plus [19]. J'y suis resté vingt-trois ans, jusqu'à la fermeture de la maison. Ce travail a rempli ma vie. Il a alimenté mon expérience des adolescents qu'on dit « difficiles ». Il m'a montré que l'on peut, à condition d'y mettre les moyens et de s'y prendre suffisamment tôt, remettre sur la bonne voie une grande partie de ces jeunes, victimes de la vie avant d'être fauteurs de troubles.

#### AU FOYER DE SEMI-LIBERTÉ DE VITRY

Les foyers de semi-liberté comme celui de Vitry étaient nés dans le courant d'humanisation qui a suivi la guerre. En psychiatrie, ce mouvement est connu sous le nom de Révolution psychiatrique, mais dans la prise en charge des jeunes délinquants, où le juge des enfants constitue le pivot du dispositif, il est connu sous le nom emblématique de « l'Ordonnance de février 1945 ». C'était une tentative très résolue de mettre en première ligne la *réhabilitation*, et non plus le délit d'un mineur délinquant ; c'était une rupture totale avec le principe de la proportionnalité des peines qui régit la loi commune.

Cette évolution avait déjà commencé avant la guerre : les bagnes d'enfants avaient disparu avec le Front populaire, mais il restait en France, sous le nom de « centres d'éducation surveillée », beaucoup de maisons de redressement, moins cruelles que les bagnes d'avant-guerre, mais où le respect du jeune était un concept absolument impensable, et la violence institutionnelle une banalité. Leur caractéristique principale était la fermeture : certains enfants y étaient, jusqu'en 1960, enfermés dans des lits à cage, et les maisons elles-mêmes étaient closes par de grands murs, souvent surmontés de barbelés.

Désormais, avec l'ordonnance de 1945, la décision d'un juge concernant le placement d'un jeune — qu'il soit auteur de petits délits à répétition, de « casses », ou, plus rarement, d'attaques à main armée — tenait compte de sa personnalité, de ses difficultés, de ses troubles du caractère, mais également, ce qui était nouveau, de ses capacités d'évolution dans un milieu mieux adapté à son épanouissement. Pour que ce placement, s'il était nécessaire, rompe totalement avec le régime de l'éducation surveillée, sa caractéristique révolutionnaire était le régime des portes ouvertes.

Le Foyer de Vitry, créé en 1950, était l'un des tout premiers de ce type ; son père spirituel était d'ailleurs un haut magistrat coauteur de l'ordonnance de 1945, le président Chazal[20]. Considéré très rapidement comme un centre pilote, il attira pendant plus de trente ans un nombre incalculable de visiteurs de cinquante-quatre pays, professionnels français et étrangers, stagiaires ou amis. Beaucoup nous disent, encore aujourd'hui, que le passage au CFDJ a définitivement transformé leur pratique.

Au moment de mon arrivée, fin 1960, je m'y suis senti bien plus élève de Joe Finder, le directeur, que « psychiatre superviseur ». Ce titre, qu'il m'a gracieusement proposé, devait me rendre égal à son idole, le professeur Hubert Flavigny, qui occupa ce poste peu de temps avant moi. Je me souviens avoir déclaré : « Les adolescents délinquants, moi je n'y connais rien », cela avait beaucoup plu à mon directeur.

Cette fois, ce n'était plus un apprentissage en négatif. Dès ma première visite, j'avais eu le coup de foudre. Venant d'un grand service hospitalier parisien où les adolescents étaient niés et opprimés, j'étais emballé de découvrir une maison où les jeunes étaient aussi heureux que leur état le leur permettait, où ils adoraient le directeur. Dans cette maison, on paraissait *réellement* travailler pour le bien des patients — et non pour sauvegarder l'ordre public et pour une pseudo-science vide de sens, comme c'était le cas à l'hôpital de la Salpêtrière qui n'avait de thérapeutique que le nom.

### *La « population »*

Les adolescents relevant de l'ordonnance de 1945 composaient pour moitié la population du foyer : les petits voleurs y étaient nombreux ; les cambrioleurs plus rares, les braqueurs exceptionnels, les auteurs de délits sexuels et les criminels absents. Le vrai motif de leur placement était plutôt, aux yeux des parents et du juge, les troubles « caractériels » avec insoumission totale aux lois scolaires, familiales et « républicaines [21] », violence contre les objets et contre les personnes, parfois appartenance à des bandes de jeunes qui se livraient des batailles et des vendettas.

À ce groupe étaient mêlés des adolescents inhibés, auto-agressifs, repliés sur eux-mêmes, souffrant de phobie scolaire et... des filles. Parfois aussi des rescapés d'une tentative de suicide, celle-ci pouvant être manifeste ou cachée derrière une succession d'accidents trop fréquents pour être dus au hasard. Assez souvent enfin, on nous confia des jeunes dont la problématique rendait impossible la vie sous le même toit que leur famille, celle-ci le plus souvent désunie, monoparentale, reconstituée, à géométrie variable, etc. Ils étaient placés là en vertu d'une nouvelle ordonnance dite de 1958, édictée elle aussi par le général De Gaulle : elle portait sur les jeunes en « danger moral » et concernait, en théorie, des adolescents n'ayant pas commis de délits, mais dont l'évolution psychologique et l'avenir éducatif semblaient compromis par ces situations familiales [22]. Leur présence était très positive, ce qui apparut avec évidence quand cet équilibre fut rompu, à la fin des années 70.

Les neuf dixièmes de ces jeunes étaient issus de milieux populaires : du prolétariat, du sous-prolétariat, de l'immigration récente, parfois même d'un environnement de misère, de promiscuité, de maladie. Les 10 p. 100 restant, que j'appelais plaisamment « les loupés de la bourgeoisie » souffraient de problèmes névrotiques qu'ils manifestaient par des troubles du comportement souvent spectaculaires. Leur présence choquait parfois le gauchiste impénitent que je fus. Je considérais que seuls les enfants du peuple devaient bénéficier d'une prise en charge aussi géniale que la nôtre [23]. Ces jeunes bourgeois évitaient pourtant au Foyer de devenir un ghetto pour délinquants ; ils étaient également nécessaires à sa bonne marche à cause de leur scolarité plus aisée, leurs capacités de verbalisation et leurs intérêts plus intellectuels. Leurs familles étaient attirées vers nous par notre bonne réputation, et elles la confortaient à leur tour. La plupart des succès brillants dans le sens social et universitaire leur étaient dus. Ceux d'origine populaire, quel que soit leur épanouissement psychologique, avaient beaucoup de peine à rattraper la scolarité perdue.

Quelle que soit l'ordonnance dont ils relevaient, la plupart présentaient en fait un syndrome carentiel, ou « abandonnique » d'origine précoce, qui motivait un véritable travail thérapeutique. Sa prise en compte permettait de décentrer le travail éducatif, généralement axé sur un symptôme gênant : le « passage à l'acte » délictuel.

Dans son travail sur notre Foyer[24], Claude Martin caractérise ce syndrome par l'association de plusieurs traits : intolérance massive aux frustrations — avec, comme réponse à ces frustrations, le passage à l'acte, agressif ou dépressif —, troubles de la temporalité — difficultés à organiser le passé et à se projeter dans l'avenir qui expliquent les comportements inspirés par le présent immédiat ; propension à l'échec, directement liée à un profond sentiment de non-valeur personnelle, *insécurité affective fondamentale*, induisant des revendications en escalade, des recherches incessantes et souvent agressives de « preuves d'amour ».

L'enfant abandonnique est incapable de relation stable parce qu'il n'a jamais été aimé de manière stable...

Or, indique-t-elle, « dans la grande majorité des cas que nous recevons, l'abandon a été réel et global, aussi bien relationnel que matériel. Les changements de lieux, les séparations, et les carences, ont été précoces et répétitifs. [...] C'est autour d'un vide que va se fonder la personnalité. Ce qui aurait pu combler ce vide, c'est-à-dire les expériences relationnelles positives, l'amour, ont été ensuite trop incohérentes pour devenir la trame d'un sentiment d'identité... Et le piège se referme dès lors que, pour ne pas souffrir, l'adolescent passe son temps à poser des actes qui sont autant de barrières autour du vide. »

Face à de tels adolescents, la stratégie de « rééducation » classique, mais loin d'avoir disparu, était la discipline militaire, la répression, parfois féroce ; on inculquait brutalement l'obéissance aux gardiens — et non aux lois —, avec pour conséquence inévitable d'araser la personnalité et de rendre impossible tout langage. Le « supplément d'âme », base implicite ou explicite de cette rééducation, était issu de la notion judéo-chrétienne du repentir : le jeune devait d'abord prendre conscience du fait qu'il était un affreux, et commencer par se repentir pour pouvoir ensuite s'améliorer. De là dérivait toute la méthodologie : pour que le jeune comprenne qu'il était un mauvais objet, il fallait le lui montrer quotidiennement, et la meilleure manière de le lui montrer était de le punir pour un oui ou pour un non, et de lui faire la morale : « Tu vois comme tu as fait pleurer ta mère et comme tu nous fais honte ? Comment as-tu pu faire ça ? »

Au CFDJ de Vitry, une véritable révolution copernicienne avait été accomplie par rapport à ce système classique. Elle avait motivé mon acceptation enthousiaste d'y travailler.

Ici, le postulat était qu'on ne peut pas respecter l'autre tant qu'on n'a pas été respecté et qu'on ne se respecte pas soi-même. Or, les jeunes abandonniques ont *déjà* une image très négative d'eux-mêmes ; ils croient, même s'ils n'en sont pas conscients, qu'ils sont mauvais, indignes d'être aimés ou respectés. C'est justement cette croyance en leur non-valeur fondamentale et irréversible qui leur fait rompre, de crainte d'être abandonnés, toute relation positive.

Partant de cette idée, il fallait tout renverser. Il fallait commencer par leur permettre de retrouver une image correcte d'eux-mêmes. Cette stratégie humaniste, qui voulait bâtir sur le roc, réadapter un adolescent à lui-même avant de le réadapter au monde, nécessitait, on s'en doute, un apport affectif intense et de longue durée, des stratégies révolutionnaires et... un personnel peu banal.

La population des soignants, nommée généralement par nous-mêmes « équipe éducative » et par les jeunes « les incurables[25] », comprenait quelques éducateurs spécialisés secondés par de nombreux stagiaires bénévoles, une maîtresse de maison vivant au Foyer, une cuisinière, une lingère, un médecin, une psychologue (depuis 1965), et enfin son directeur, Joe Finder. Celui-ci, avant de prendre ses fonctions, était présent comme éducateur dès l'ouverture du Foyer ; il était en même temps, point capital sur lequel je reviendrai, psychothérapeute, ou plutôt reconnu comme tel par tout le monde. C'est lui qui était l'âme de la maison et le maître des techniques originales qui ont fait progressivement notre célébrité. Être tout cela supposait une personnalité extraordinaire et une manière de vivre le quotidien assez peu dans les normes. Je ne parle pas des qualités d'empathie, d'intuition, de délicatesse ou d'humour, qualités que possèdent en général les grands thérapeutes, mais de particularités que je n'ai jamais rencontrées aussi développées chez personne d'autre que Finder.

C'était un véritable homme-orchestre : le jour, il pouvait être le père qui engueule, la nuit, la mère qui console. Il était plombier, accordéoniste, professeur d'allemand et j'en passe. Il assurait surtout de manière surprenante les fonctions si contradictoires de directeur et de psychothérapeute. Cette double fonction était un des aspects les plus controversés, malgré quelques précédents exceptionnels comme Aichhorn en 1920, et certainement les moins transmissibles, de notre organisation[26].

Le charisme de Joe Finder était indiscutable et mystérieux, comme tout charisme qui se respecte. Il exerçait une véritable fascination sur les adolescents, avec qui il réussissait à créer de manière quasi immédiate des relations intenses ; il fascinait d'ailleurs aussi bien des adultes des deux sexes. Ce rayonnement, indispensable à la bonne marche de la maison, rendait parfois difficile aux éducateurs d'occuper pleinement leur place.

L'homme « orchestre » offrait surtout une disponibilité de tous les instants. Je n'ai pas fait de statistiques, mais je ne pense pas que ses absences mises bout à bout (commissariat, dentiste, coiffeur, etc.) aient, depuis 1960, dépassé deux ou trois jours par an : il vivait au foyer vingt-quatre heures sur vingt-quatre et sept jours sur sept. Les mauvaises langues disaient que cette permanence extraordinaire, qui dépassait, et de loin, celle de Bettelheim, Korczak et Neil, n'était pas sans rapport avec une agoraphobie et une phobie des transports d'ailleurs peu dissimulées. En tout cas, cette névrose lui permettait de rester disponible pour les garçons à toute heure du jour et de la nuit.

Tous ces dons recèlent un danger grave, mais Joe a su y faire face : il n'est pas devenu gourou, il n'a pas créé de secte comme certains pseudo-thérapeutes. Malgré le pouvoir qu'il avait sur les jeunes, il leur permettait de distendre et souvent de rompre le cordon ombilical ; c'est pourquoi je ne trouvais rien à redire à cette emprise, et je résistais aux critiques de certains amis psychanalystes[27]. Étant donné la détresse des garçons, le charisme de Joe leur permettait de revivre et d'aller mieux. Si certains continuaient pendant des années visites, lettres, coups de téléphone après leur départ du foyer, cette petite dépendance ne les empêchait pas de vivre ; pour certains, c'était encore l'issue la moins défavorable.

*Nos « maîtres à penser ». Aichhorn*

Quelles étaient nos influences explicites et implicites, à l'un et à l'autre ? Qui nous avait instruits et confortés dans nos choix ?

Personnellement, en 1960 j'étais un lecteur fervent du pédagogue soviétique Makarenko, pour qui les jeunes criminels étaient des victimes de la société et de la guerre. Makarenko leur proposait un idéal, une société plus juste à construire, il leur disait : « Vous avez de la chance, avec nous vous allez vers un monde nouveau, celui de la société communiste. » Malheureusement, comme la société communiste réelle était très loin de l'idéal de Makarenko, son système n'a pas résisté à la stalinisation.

Joe Finder, lui, ne se retrouvait guère dans le pédagogue de la Révolution d'octobre ; il lui reprochait l'impasse absolue sur la psychothérapie individuelle. Je pense aujourd'hui qu'il avait totalement raison, et pas seulement en ce qui concerne les jeunes Vitriots dont la déviance avait des causes ouvertement psychologiques. L'attitude psychothérapique est absolument nécessaire, même pour les jeunes victimes de guerre, de révolutions, de catastrophes, ou simplement de la misère et d'abandon. La notion de cas social « pure victime des circonstances et psychologiquement normal », n'ayant donc besoin d'aucun soutien ou d'aucune approche psychothérapique, est néfaste. Les institutions qui se contentent de pédagogie, de discipline, de « rééducation », bâtissent sur du sable, et aboutissent, au pire aux rechutes, au mieux à l'écrasement de la personnalité et à la fabrication de mercenaires, ou, au contraire, d'éternels assistés, sans élan vital [28]. L'absence de toute psychothérapie m'apparaît aujourd'hui une violence institutionnelle en soi, que j'appelle « violence en creux [29] ».

Joe Finder m'a fait connaître August Aichhorn, l'éducateur autrichien des années 20, psychanalysé par Freud lui-même, et qui le premier au monde appliqua la pensée freudienne à la rééducation des jeunes délinquants. Il avait lu en anglais son livre, *Jeunesse à l'abandon* [30], très peu connu en France à l'époque [31].

Aichhorn méprisait le discours qui renaît aujourd'hui de ses cendres : « Ils sont devenus délinquants parce qu'on a été trop gentils, ou "trop laxistes" avec eux, qu'on a manqué de l'autorité seule capable de leur faire accepter et intégrer la Loi ou les lois, etc. » Pour lui, si des jeunes sont asociaux, « perdus », c'est la faute de leur enfance : leurs actes délictueux sont un langage, le seul dont ils soient capables, et à nous, thérapeutes de le décrypter. Mais cette compréhension à elle seule ne suffit pas à modifier leur conduite. En effet, des carences infantiles répétées et massives les ont enfermés dans un monde affectif où dominent l'agressivité et le rejet ; ils ne pourront l'abandonner qu'avec l'établissement d'une relation positive au thérapeute.

Je pense que celle-ci peut, voire *doit*, mettre un certain temps à s'établir. Elle peut aussi, sans trop de danger, se muer temporairement en relation négative, que le thérapeute a pour tâche d'analyser. Ce qu'il faut, par contre, obtenir de toute urgence, c'est ce que nous appellerions maintenant l'« alliance thérapeutique [32] ». Je la définirais comme la conviction, chez le jeune, que son interlocuteur, psychothérapeute, éducateur, directeur, est réellement « de son côté », qu'il met toutes ses forces et son savoir dans son épanouissement actuel et futur ; bien qu'investi par la société et la représentant, fondamentalement il est là au service du jeune, et non pas pour défendre l'institution, l'ordre ou la morale publique, ni pour mettre fin au plus vite à ses comportements gênants pour l'entourage. L'alliance impliquant par définition deux protagonistes, son établissement nécessite de la part du thérapeute, outre une loyauté à toute épreuve, ce que nous avons désigné par un sigle mystérieux : « l'AAA », en clair : « l'Attitude authentiquement affective », sur laquelle je reviens plus loin.

Aichhorn indiquait également certains moyens qui permettent à l'adolescent de rompre avec son mode de relation aux autres et à lui-même : la convivialité, la gratification, la tolérance, le volontariat pour toutes les tâches proposées y compris la psychothérapie, sans oublier l'humour. Ils étaient les piliers de ce que nous appelions « la philosophie de Vitry ».

Un autre grand psychanalyste animait souvent nos discussions : Pierre Mâle, le premier en France à avoir osé dire que la cure type devait être profondément adaptée face à un adolescent. Avant nous, il avait fustigé cruellement la « silenciothérapie » et exalté la nécessité d'un vrai dialogue. Étant donné la gravité de l'atteinte de notre population, nous ne pouvions pas le suivre dans sa pratique des « cures courtes », qui me faisaient penser, personnellement, à la consultation miracle dont j'avais bénéficié dans le ghetto. Par contre, nous partagions sa conviction quant à l'impact et l'importance d'une déculpabilisation de la masturbation sans attendre « les aveux du jeune [33] ».

*L'alliance thérapeutique*

Il faut imaginer l'état d'esprit d'un adolescent arrivant dans une institution chargée de sa rééducation. Il est humilié, inquiet, hostile. Il a parfois derrière lui un passé très lourd de condamnations et de rejets. Il arrive entre deux policiers, il n'a pas d'argent, il a tendance à voir le psychologue ou toute personne chargée de sa rééducation comme un représentant de la société, comme un flic, un curé, un juge, ou pis encore, comme son père qui l'a battu, terrorisé ou simplement jamais écouté. Si on ne fait pas tout pour obtenir très vite l'alliance thérapeutique, qui ne vient jamais toute seule, la cure sera d'emblée vouée à l'échec.

Au CFDJ, on avait réussi à imposer aux juges d'enfants le rituel de la visite préalable, faite après *notre* accord donné sur dossier. À son issue, le jeune avait le droit de refuser l'admission. Lors de cette visite, tous les moyens étaient rassemblés pour provoquer une réaction de surprise — « choc vitriote », dans notre jargon — qui expliquait en partie l'adhésion d'un nouveau. Cette journée avait un impact si extraordinaire que les « anciens » du Foyer la comparaient parfois à une renaissance [34].

Un article de 1978 [35] raconte cette première visite. En le relisant, vingt ans plus tard, je trouve qu'il traduit tout autant mes impressions à ma première visite d'embauche, en 1960 !

> *La porte, jamais fermée à clé, est ouverte au nouveau par un autre jeune, signe de la décontraction et de la liberté régnant dans le Foyer ; la Constitution, document d'une quinzaine de pages* [...] *dont le style chaleureux rompt avec celui des « règlements » traditionnels, lui est remise solennellement par un éducateur. Les fresques sur les murs, les animaux en*

> *liberté, tout cela crée un effet d'ambiance tellement différent des attentes du jeune. Dans la maison, biscornue, les murs sont tapissés d'innombrables photos et d'affiches ; chaque événement, chaque activité du Foyer y est valorisée*[36] *: soirée de culture générale, de poésie, de dessin, de vidéo... création d'un club de bricolage, sociodrame, conseil de maison, visite de personnages illustres (parmi les « amis de la maison », citons Gérard Philippe, Vercors, un ministre, un secrétaire d'État, etc.).*
>
> *Dans tous les recoins le nouveau découvre des dessins humoristiques illustrant une « pensée du jour » ou la « philosophie » du Foyer : « Il n'y a qu'une seule supériorité, celle du cœur », « Avec des amis, on vit, sans eux, on se contente d'exister », ou encore : « Que celui qui n'a jamais fait pipi dans un lavabo lève la main ». Il est toujours interpelé par des pensionnaires, qui prennent très au sérieux un rôle confié par Finder : celui de « béquillage du petit frère » : ils lui vantent les mérites de telle activité, l'interrogent pour voir s'il a compris le sens de telle maxime, lui montrent leur chambre*[37]*, que chacun a personnalisée au moyen d'installations électriques bizarres, de sonnettes, d'éclairages originaux, de stocks d'objets insolites. Ensuite il participe au repas...*

En 1950, le CFDJ était une des premières, ou peut-être la première institution en France, où les repas étaient pris en commun, le directeur, les éducateurs, le médecin, les stagiaires, les visiteurs, quel que soit leur rang social, assis parmi les garçons. C'était une occasion pour Joe de centrer l'attention sur le nouvel arrivant par toutes sortes de plaisanteries, pour soulager l'anxiété des uns et des autres, le tout au milieu d'un chaleureux désordre... Souvent, le nouveau n'en revenait pas de voir des éducateurs avenants, et une cuisinière attentive que tout le monde appelait « Mémé ».

Chaque arrivée était préparée soigneusement et aucun détail n'était laissé au hasard. Après une brève période de spontanéité et d'intuition, nous en étions arrivés à codifier des précautions, des actes précis, la mobilisation des jeunes comme celle des incurables. Une fois un dossier accepté, tout le monde était mis dans un état de mobilisation, d'attente, voire d'inquiétude. On rappelait que ce jeune allait vivre avec nous peut-être pendant des années, qu'il allait s'intégrer dans notre vie familiale, qu'il avait besoin de nous mais que chacun de nous pourrait avoir besoin de lui, etc. Si bien qu'au moment de son arrivée, certains jeunes étaient prêts pour le fameux « béquillage », ou savaient se montrer conviviaux ; lorsque le nouveau arrivait sans habit, il se trouvait toujours un adolescent pour offrir au « petit frère » un beau pull ou une chemise, devenus un peu trop petits... avec d'autant plus d'empressement qu'il était sûr d'en recevoir bientôt un en échange.

> *[...] Plus tard se joue l'acte le plus décisif de la journée : l'entretien avec Joe. Il a lieu dans son bureau, une pièce appelée « le pigeonnier » parce qu'on y monte par un escalier étroit et abrupt. Le décor, à lui seul, peut surprendre : un peu partout, des appareils bizarres de vidéo et d'électronique ; sur le mur, des maximes, des dessins, des dizaines de photos d'adolescents ou d'adultes, faites par les jeunes ; sur le bureau, des bonbons, un crocodile. Joe Finder lui-même — dont ni l'allure, ni la tenue vestimentaire n'évoquent l'image d'un directeur — ne lui pose aucune question classique : il s'inquiète de l'accueil du groupe, lui demande son avis, lui offre des bonbons ou des cigarettes, devance ses appréhensions, lance des plaisanteries absurdes* [...]
>
> *Parmi les thèmes abordés, famille, avenir, sexualité, au cours de cet entretien qui dure souvent jus-*

*qu'à quatre heures, le délit n'occupe qu'une place secondaire. Quand le jeune veut en parler, il est interrompu par un : « C'est du passé, on en reparlera quand j'aurai ta confiance ». La confiance est d'ailleurs elle-même un des thèmes de l'entretien : Joe Finder en fait souvent avec humour l'objet d'une sorte de marchandage « Tu me fais confiance à 10 p. 100, à 20 p. 100 ? ».. Mais ce respect des défenses initiales du jeune s'allie à une attitude de franchise presque brutale : « Ici, on parle de tout... » ; il précise avec clarté l'enjeu, tout en dévoilant parfois assez comiquement ses batteries : « Je crois que je vais devoir te manipuler un peu pour avoir ta confiance, sinon, je n'y arriverai pas, donne-moi des conseils. »*

La franchise, l'humour, l'acceptation de sa personnalité telle qu'elle se présentait constituaient pour le jeune une rupture avec le passé, un choc permettant un véritable réamorçage des relations, l'idée qu'un autre rapport au monde, aux adultes, à la société était peut-être possible. C'était une première forme, encore fragile, de « l'alliance thérapeutique », couronnée par un mot écrit par le jeune : « Je veux venir au CFDJ », et son engagement à respecter la Constitution [38].

Comme on peut le voir, notre manière était très éloignée de la « neutralité bienveillante ». Celle-ci était d'emblée remplacée chez nous par l'Attitude authentiquement affective (AAA). Je l'avais baptisée ainsi autant pour lui donner un cachet scientifique, non dépourvu de dérision, que pour éviter le mot « amour », peu maniable en psychothérapie, et qui provoquait la méfiance, légitime, des garçons [39]. Vis-à-vis de tout adolescent que nous avions accepté, l'AAA signifiait un engagement profond, associé au sentiment de sa valeur, de ses possibilités : il s'agissait de lui transmettre *le sentiment qu'il pouvait être aimé*. Il importait ensuite de garder cette attitude pendant toute la durée de la relation, le temps étant un facteur capital de la thérapie d'un jeune abandonnique. Bref, on le comprend, l'engagement moral envers tout garçon avait au Foyer un caractère permanent et irréversible ; c'est à cette condition que nous pouvions espérer restaurer sa sécurité affective.

Les risques de rejet, de la part de l'équipe ou de la part des jeunes, motivaient la plupart des contre-indications d'admission au CFDJ. Mais je ne crois pas qu'un seul garçon, une fois accepté et quoi qu'il ait pu faire ensuite, ait subi le rejet unanime de l'équipe. Les moins bien supportés trouvaient toujours un défenseur. Cela ne voulait évidemment pas dire que tous ses propos et de tous ses actes étaient acceptés. Il m'est arrivé souvent de critiquer, avec délicatesse, un adolescent à propos d'un comportement actuel, jamais ancien, au nom même de la valeur que je lui prêtais.

Il est évidemment difficile d'engager et surtout de maintenir une « Attitude authentiquement affective » avec *chaque* jeune que nous avons accepté sur dossier comme membre de notre communauté. Elle me semble encore plus difficile à réaliser que la célèbre neutralité bienveillante qui nécessite pour être solidement acquise de longues années de psychanalyse thérapeutique et didactique. Le terme « authentique » pose une difficulté quasi épistémologique : peut-on *apprendre* une attitude sincère qui engage toute notre personnalité ? Cette « authenticité » serait-elle alors autre chose qu'une hypocrisie et un art de faire croire à l'autre que l'on est sincère ? Une telle manipulation serait peu éthique et au surplus relativement fragile, les jeunes abandonniques étant dotés d'un véritable sixième sens pour sonder le cœur de leur thérapeute et d'une propension permanente à mettre en doute ses bonnes intentions à leur égard.

Tout thérapeute peut-il l'acquérir ? J'en doute passablement. Peut-on l'acquérir envers *n'importe quel* individu ? C'est peut-être « le miracle Finder », mais je pense que Claude Martin l'a atteinte également. Quelle voie, quelle discipline intérieure conseiller à celui qui désirerait l'acquérir ? À moins que ce ne soit un don, dont nous pourrions tenter d'analyser les facteurs d'émergence. Quelles sont les racines conscientes et inconscientes, historiques ou caractérielles qui favorisent ou rendent possible son éclosion ?

Ni la conscience professionnelle ni la volonté, même démesurée, de succès, ne sont suffisantes ; sa source plus active est assurément le désir de soigner, de guérir, le même qui préside au choix de la profession soignante. Il m'a fallu assez longtemps pour comprendre que le moteur peut-être essentiel de ma modeste AAA était mon adolescence volée. Je trouvais un sentiment de bonheur à voir s'épanouir à ma place des jeunes à qui, comme à moi, bien que dans des circonstances tout à fait différentes, la vie avait volé jeunesse et enfance. Avec mon esprit d'autodérision, il m'est arrivé de me dire que je « prenais mon pied » à permettre à ces adolescents de faire ce que je n'avais pu faire à leur âge, ou même, pour être encore plus cynique ou psychanalytique, à « baiser par délinquant interposé ». Le lecteur choqué par ce discours peut toujours se dire que le désir de réparer l'autre n'est qu'une sublimation du désir de se réparer soi-même...

Il est difficile de décrire réellement le travail, l'ascèse mentale qui permet d'atteindre cette attitude pour le plus grand nombre de ceux dont nous avons accepté la prise en charge. En ce qui concerne Joe, je peux témoigner que son AAA était indestructible pour les quatre cents jeunes qui ont séjourné à Vitry, mais il serait faux de dire qu'elle était égale pour tous[40]. Elle reposait sur un postulat de base qui était le principe sacro-saint de toute la marche du Foyer : il n'existe pas d'enfant ou d'adolescent foncièrement antipathique, tous ont une énergie créatrice potentielle, tous peuvent se faire aimer. L'attitude authentiquement affective commence par un *désir* de se laisser affecter par le moindre aspect « aimable », un regard, une remarque, un détail de l'histoire, un impondérable. Puis il faut offrir à chacun *les moyens* de se faire aimer, c'était la première finalité des activités que nous leur proposions.

Avec cette certitude d'avoir vis-à-vis d'un garçon une AAA à toute épreuve, il fallait en même temps garder à l'esprit qu'il avait, lui, à tout moment, le droit irrépressible de la mettre à l'épreuve, de la nier, de l'attaquer, et ceci sans que la relation soit entamée. Comment, en effet, cette attitude est-elle perçue par le jeune ?

Superficiellement, elle lui apporte bien-être et sécurité et pourrait combler ses désirs de dialogue ouvert. Mais il ne peut pas ne pas se sentir coupable d'avoir ouvert son cœur à un adulte inconnu : il a l'impression d'avoir trahi un secret. La première confidence, c'est presque une règle, était très vite suivie d'une dépression et de la première bagarre au foyer, dont le but inconscient était une faible tentative pour rompre cette relation potentiellement dangereuse. La peur du psychothérapeute, l'angoisse, voire la panique paraissent indissociables du bien-être qu'il lui apporte. Depuis des années, parfois depuis l'enfance la plus précoce, le jeune a élaboré des défenses contre la peur de l'abandon, contre le manque d'amour ; or, l'AAA du thérapeute ne permet plus à ces défenses de jouer leur rôle de protection. Il tentera donc, par diverses provocations, de faire jouer à nouveau leur rôle aux défenses : en se faisant rejeter pour retrouver, ainsi, une situation peut-être inconfortable, mais dont il connaît toutes les ficelles.

Mais les provocations prennent aussi une nouvelle valeur : elles deviennent une mise à l'épreuve par laquelle il vérifie la fiabilité de l'adulte. Si celui-ci répond par une punition, chacun se retrouve fixé dans son rôle et la confiance mutuelle devient impossible. Pendant les deux premiers mois, pour désamorcer le cycle provocation-rejet, notre principale réponse était la tolérance. Cette apparente inertie était cependant puissamment modulée par des marques de réprobation du groupe, au moment précis où le jeune commençait à nous considérer comme des personnes valables, méritant des sentiments positifs ; nous assortissions cette attitude de propositions renouvelées de psychothérapie et d'activités, tout en sachant que le garçon les refuserait encore pendant un bon moment.

Quand la demande surgissait — à l'occasion, bien souvent, d'une régression, d'une grippe, d'un échec, bref du premier moment dépressif —, il fallait être là pour l'entendre... Il fallait aussi pouvoir y répondre. C'est à ce stade que les moyens du foyer étaient utilisés à plein : entretiens fréquents avec Joe, participation à la sociothérapie, engagement de la psychothérapie, accès aux activités de la maison.

## Soigner dans la durée

Avant de les réconcilier avec les autres, notre priorité était de réconcilier nos garçons avec eux-mêmes grâce à la relation avec le microcosme du Foyer, passerelle, ensuite, vers l'extérieur[41].

S'ils étaient prêts à nous abandonner leurs défenses antisociales, nos jeunes n'étaient pas encore capables d'abandonner en même temps leurs permanents passages à l'acte. Ce moyen de se revaloriser, le seul à leur portée, leur évitait au moins de regarder en face leur détresse profonde et leur statut d'exclus. Pour qu'ils puissent y renoncer[42], qu'avions-nous de crédible et d'« appétissant » à leur proposer en échange ?

L'épanouissement promis ne devait pas rester une idée abstraite mais se traduire au plus vite dans la vie quotidienne par des gratifications matérielles et culturelles, par la conquête et l'estime de l'Autre, en particulier, les jeunes filles...

*Réconcilier un adolescent avec son corps*

Quand ils étaient en confiance, les garçons dont nous nous occupions nous disaient souvent : « Je suis mal dans ma peau, je suis trop petit, trop grand... », bref, ils nous parlaient de leur corps, de leurs craintes concernant ce corps, et des moqueries, fantasmatiques ou réelles, dont il pouvait être l'objet de la part des autres.

Nous acceptions, nous suscitions, même, ces discours ; ils nous permettaient de leur montrer d'une manière concrète que nous ne nous occupions pas d'eux uniquement pour protéger les grandes surfaces des vols de cassettes, ou les voisins des vols de voitures, mais vraiment pour leur bien à eux. En discutant avec Joe Finder de ces problèmes de corps, nous nous étions aperçus que les activités délictueuses, asociales, violentes d'un jeune n'étaient pas sans rapport avec cette non-acceptation de son corps[43].

J'avais trouvé, dans un vieux livre de psychiatrie de 1880, un mot pour désigner cette peur d'être moche ou « mal foutu » : la dysmorphophobie. Il m'avait tout de suite plu par son côté hyper grec, un peu caricatural. Je l'avais adopté pour souligner la fréquence et la gravité relative du phénomène chez beaucoup de jeunes délinquants, mais aussi en pensant que cela ferait rire les garçons que nous leur ayons trouvé une prétendue nouvelle maladie d'un nom aussi étrange [44].

Chacun sait que ce sentiment anxieux, plus ou moins intense selon les cas, est très fréquent au moment de l'adolescence. Celle-ci est d'abord une modification rapide du corps, or, les différents stades de l'évolution pubertaire, qui pour les médecins sont absolument normaux, peuvent paraître absolument anormaux à telle jeune fille ou tel jeune garçon.

Actuellement, avec l'éducation sexuelle à l'école, ce problème a moins d'acuité que dans les années 60. Je me demande pourtant si on intègre suffisamment dans ces leçons les modifications corporelles de la puberté, leur calendrier et sa variabilité si grande. Nous savons tous que la puberté peut advenir à douze comme à seize ans, mais le jeune ne le sait pas, et quand elle n'est pas là à quinze ans, il se croit taré pour la vie, surtout si l'angoisse de ses parents vient renforcer la sienne...

Au fantasme de la « petite verge », bien connu des psychanalystes, et qui frappait huit de nos adolescents sur dix, s'ajoute parfois la croyance qu'un simple coup d'œil, par exemple, permettrait de reconnaître s'ils se sont masturbés, ou s'ils n'ont jamais eu de rapports sexuels. Parfois, des craintes qui frôlent le délire sont dues simplement à une ignorance chez des jeunes à qui personne ne s'est donné la peine de parler de leur corps.

Une information sexuelle, une discussion sérieuse en tête à tête, dans le cadre de la médecine scolaire, pourrait calmer bien des anxiétés et éviter bien des problèmes, même si l'ignorance n'est pas la cause principale des angoisses corporelles. Sa nécessité semble évidente avant toute intervention chirurgicale, la circoncision pour phymosis en particulier. Elle est pourtant souvent oubliée ; or, cette opération est toujours source d'angoisse. J'ai connu un adolescent qui pensait qu'on lui avait enlevé en même temps que le prépuce un orifice spécial destiné à l'émission du sperme. Dans une période marquée par le retour impétueux des émois œdipiens et de la culpabilité masturbatoire, l'angoisse de castration qui se réveille peut prendre des allures quasi concrètes...

Parler des modifications du corps et plus généralement de la sexualité était une de mes fonctions au Foyer. Il fallait en causer en tête à tête et dans les groupes, l'un soutenant l'autre. De ces nombreuses causeries, la plus connue[45] a eu lieu au Foyer du Plessis-Trévise, qui a essayé de continuer l'œuvre de celui de Vitry.

Si nous avions eu affaire à des jeunes vivant dans des familles aimantes, équilibrées, tolérantes, qui permettent à un enfant de s'épanouir, nous n'aurions jamais eu l'idée de nous attaquer à ce problème d'image du corps, qui peut paraître anodin. Chacun d'entre nous, homme ou femme, est passé par ces craintes quand il était jeune, et tout s'est arrangé spontanément. Chez la plupart d'entre nous qui avons eu la chance d'avoir des parents « suffisamment bons », ces problèmes n'ont pas pris une acuité trop douloureuse. Un enfant est en grande partie ce que les autres croient qu'il est ; s'il se sent aussi bien accepté dans sa puberté que dans son enfance par les personnes les plus significatives pour lui, leurs paroles de réassurance lui permettent presque toujours de « retomber sur ses pattes ». Même s'il pense par ailleurs : « Papa, maman, ne me comprennent pas, ils sont vieux jeu et bons à rien », ces paroles seront un baume pour son cœur et elles l'aideront à s'affirmer dans son sexe. Une fois la crise d'adolescence terminée, il sera comme tout le monde : nous ne nous prenons pas tous pour des Adonis parce que nos parents nous ont fait quelques compliments sur notre physique.

Mais cette crise pubertaire tombe parfois dans une famille immature, où les parents n'acceptent pas consciemment et inconsciemment l'accès à la sexualité de leur enfant. Beaucoup n'ont de cesse, avec des petits mots, d'empoisonner la puberté de leur adolescent. Telle jeune fille, qui ne connaît rien aux problèmes de sa maman, se met à croire que la puberté est une chose mauvaise. Tel garçon qui « roule les mécaniques » pour lutter contre sa propre anxiété, ou se regarde dans un miroir, ce qui est normal à cet âge, se fait rabrouer par une personne significative pour lui : « Tu te crois beau, mon pauvre ? » Ces petites railleries apparemment sans importance peuvent devenir une véritable cause de souffrances, voire de mal-ajustement social[46]. Elles peuvent aggraver une démission névrotique avec le repli sur soi.

On ne voyait guère au Foyer ceux qui s'en tirent par une surcompensation scolaire et intellectuelle. Chez les nôtres, s'il y avait une surcompensation, elle était délictuelle ou caractérielle.

Ainsi, le garçon opéré pour phymosis avait été admis au foyer à treize ans pour vols multiples et solitaires, refus scolaire et coups et injures dans le milieu familial. Le diagnostic de « perversité » et de « psychopathie » réputé quasi irréversible avait été posé. Pendant plus de quatre mois, son attitude au foyer sembla confirmer ce jugement. Apparemment hyperconformiste, il poursuivait sa délinquance clandestine. Au cours d'une tentative de dialogue particulièrement intense, il finit par confier ses préoccupations au sujet de sa verge : il se croyait mutilé au point de fuir toute activité masturbatoire. Interrompant toute autre action, Joe a centré ses efforts sur la réassurance dans ce domaine. La première éjaculation du garçon, preuve de la véracité des paroles de Joe, a permis une évolution rapidement favorable. L'adolescent a pu retourner dans sa famille au bout de treize mois.

La dysmorphophobie se manifestait plus fréquemment par les excentricités vestimentaires, la timidité avec les filles, ou le syndrome d'abandonnisme lui-même. N'étant qu'un aspect d'une dévalorisation de soi sexuelle, affective, mais aussi intellectuelle, scolaire, sociale et morale, elle avait chez nos adolescents une acuité supérieure à la normale[47].

L'impossibilité ou la difficulté de s'identifier aux figures parentales en était un élément essentiel. Elle est bien connue aujourd'hui ; remarquons seulement qu'elle peut être particulièrement meurtrière aux extrémités de l'échelle sociale : « Je ne saurai jamais égaler mon père, polytechnicien ou chef d'entreprise » ou « Pour rien au monde je ne veux devenir une lavette comme mon père, chômeur, Rmiste et pilier de bistrot. » C'est pourquoi une des fonctions sans doute essentielles du Foyer était d'offrir des images identificatoires à la fois proches d'eux et valorisées.

Nous préférions mettre en avant d'abord le versant morphologique de cette dévalorisation : il nous offrait rapidement des ouvertures thérapeutiques. Au dialogue en tête à tête — premier traitement que nous proposions aux adolescents « mal dans leur peau » —, aux réunions de groupe — où une présentation amusante permettait de dédramatiser le problème —, Joe avait adjoint, progressivement, d'autres techniques : la relaxation[48], dans la mesure où c'est une occasion de parler de son corps, et le photodrame. Cette technique, qui apporte parfois des résultats spectaculaires dans le sens de reprise d'une évolution dynamique est, hélas, difficile à exploiter. Elle exige, de la part de celui qui la pratique, des qualités d'artiste, de technicien et surtout de thérapeute. Elle est aussi très coûteuse, puisque tout photodrame implique au moins une centaine de photos entre lesquelles l'adolescent pourra choisir[49].

### *Créativité et « pédagogie du détour[50] ».*
### *Réconcilier un adolescent avec lui-même et la culture*

Réveiller et soutenir la créativité des jeunes était une bonne contribution à la psychothérapie qui permettait de combattre leur piètre estime d'eux-mêmes et de les revaloriser à leurs propres yeux. C'était en même temps un impératif pédagogique pour contourner leur refus culturel et leur dégoût d'apprentissage.

En contraste frappant et désolant avec des capacités intellectuelles et cognitives normales, voire supérieures[51], leur échec scolaire était massif, leur retard d'au moins deux, mais plus souvent de cinq, six ans ; certains étaient pratiquement analphabètes. Nos dialogues montraient le retentissement d'un rejet scolaire souvent très précoce ; il avait provoqué un véritable phénomène d'allergie envers l'école. Leur histoire était remplie d'humiliations, de conflits en cascade, de changements d'écoles, de punitions. La famille restait absolument indifférente et absente de ce conflit entre l'école et l'enfant ; ou bien elle prenait le parti de l'école, c'est-à-dire qu'elle redoublait les punitions, tout en restant incapable d'apporter la moindre aide pour l'intégration à la vie de la classe. Le contraste entre leur nullité dans le domaine scolaire et la place importante qu'ils prenaient dans la vie, dans la rue, au sein de la bande, dans leur propre famille — quelques-uns même, parmi les enfants des émigrés, devenaient interprètes et guides —, était devenu insupportable. Ils ne supportaient pas la moindre discipline. Ils rejetaient sur l'école tout ce que l'école leur reprochait : tous les enseignants étaient débiles, injustes, sadiques, et n'y comprenaient rien...

Quant à l'école, elle aussi interprétait tous leurs actes dans le mauvais sens, comme l'avaient fait déjà des voisins xénophobes, et plus tôt encore les parents eux-mêmes, souvent rejetants, parfois paranoïaques...

Ils étaient allergiques non seulement au calcul, à l'orthographe, mais à la lecture elle-même (sauf la bande dessinée). Leur incapacité résultait non seulement d'une inhibition, mais d'un véritable refus actif des matières et des techniques enseignées à l'école. Ils rejetaient la culture dominante, ils la haïssaient d'une certaine façon ; je pense qu'ils la craignaient et la considéraient comme menaçante pour leur intégrité et pour leur identité. À force de s'entendre dire qu'ils étaient trop paresseux, trop cancres, trop bêtes pour apprendre, ils finissaient par retourner le problème et par refuser, voire vomir activement cette culture, avec le sentiment profondément ancré en eux qu'elle était réservée aux « caves ».

Pour contourner cette anticulture, toutes les activités du foyer étaient à base de *volontariat*, que nous exprimions par une parabole : « On ne fait pas boire un âne qui n'a pas soif[52]. » Ceci nous obligeait à adopter des conduites, une pédagogie du *détour*, pour essayer de sauver ce qui pouvait l'être encore de cet effondrement des valeurs culturelles. La base de cette pédagogie du détour était de mettre l'accent non pas sur la *réception* de biens culturels, mais sur *l'expression* du jeune lui-même.

Le principe de volontariat obligeait l'équipe à remplacer l'autorité par une mise en appétit permanente ; nous passions notre temps à motiver nos adolescents, les convaincre qu'ils étaient capables de créer, les « chauffer », comme nous disions dans notre jargon. Pour leur permettre de s'exprimer, Joe était passé maître en stratégie de « chauffe ». Il les incitait à exprimer leur révolte et leur détresse dans une œuvre artistique, leur montrait qu'ils pouvaient trouver là une véritable « mine » de créativité.

Pour alimenter leur créativité, il utilisait souvent le rêve éveillé dirigé (RÉD) qui entrait, avec la relaxation, dans son arsenal psychothérapique. Il l'avait emprunté à Desoilles [53]. Celui-ci, inspiré par une psychanalyse plus jungienne que freudienne, proposait à ses patients des thèmes symboliques et imaginaires : « Imagine-toi dans une grotte, tu as une corde et tu descends... », « Imagine-toi que tu as des ailes, tu voles... » Que peut trouver un jeune rêveur éveillé dans une grotte ? Peut-être sa maman, déguisée en monstre, qui veut le dévorer, même si dans la réalité elle fut la plus gentille des mamans... Le thérapeute aidait, de manière symbolique, à surmonter angoisses et obstacles. Selon les circonstances, Desoilles offrait au rêveur une épée, symbole phallique, un vase, symbole vaginal, il pouvait proposer également une démarche à accomplir... En fait, il espérait surtout favoriser la sublimation et l'élévation de l'esprit.

Les garçons les plus imaginatifs et créatifs, à Vitry, faisaient des rêves pleins de poésie et de beauté. Ils acceptaient d'emblée les règles du symbolique, découvraient des tigres, des parois de cristal... La présence d'un adulte rassurant et non castrateur permettait à certains adolescents plus inhibés d'investir leur propre activité fantasmatique, et même parfois d'oser rêver la rencontre réussie... avec une belle fille. Dûment encouragés par Finder, ils couraient ensuite mettre sur papier les produits de leur imagination, première ébauche d'un poème ou d'un scénario futur. Maintes et maintes fois nous avons constaté qu'un jeune qui avait réussi plusieurs séances de RÉD arrivait à créer ensuite des choses belles : poèmes, dessins, photos, films...

Il arrivait que des thèmes d'écriture, de dessins, de scénarios soient proposés par les garçons ; ils pouvaient l'être aussi par l'équipe, dans la chaude ambiance des concours de dessin, par exemple. Aux thèmes neutres, « la fête foraine », « l'an 3000 », nous avions assez rapidement substitué des thèmes à plus forte résonance affective : « ami-ennemi », « le cauchemar », « le chez-soi »... Ces thèmes étaient plus productifs, en raison de leur effet inducteur et plaisaient davantage. Ils présentaient en outre un grand intérêt sociothérapique : découvrant chez ses pairs ses propres joies et chagrins, chacun se sentait plus solidaire et plus tolérant à l'égard des autres.

Au fil des années, nous avons pris conscience des deux écueils que doit éviter tout adulte qui suscite la créativité d'adolescents. Le « spontanéisme » d'abord : une foi aveugle dans les dons spontanés de nos adolescents, auxquels on laisserait tout faire : photographier, écrire, filmer, et présenter telles quelles leurs productions. J'avoue avoir été un moment partisan de cette méthode, toujours combattue par Joe Finder. Rapidement, j'ai compris mon erreur : la production spontanée des adolescents en difficulté n'éveille qu'exceptionnellement des sentiments positifs directs du public. Bien plus souvent, les gens réagissent de manière condescendante, pleine de pitié et finalement raciste, comme s'ils pensaient : « C'est assez bon pour eux. » Suffisamment fins pour sentir ces réactions, les jeunes se retrouvent dès lors confrontés à leur mauvaise image d'eux-mêmes. C'est pourquoi il nous a toujours paru inacceptable, par exemple, de publier dans notre journal, sous prétexte de « naturel », un poème en « respectant » l'orthographe phonétique de son auteur. Je me souviens, par ailleurs, des réactions du public devant un film pourtant poignant mais mortellement ennuyeux et déplaisant tourné par des jeunes très fragiles dans une institution amie... Bien sûr, on peut cantonner la production artistique des jeunes à l'usage interne, dire que la création se suffit à elle-même, qu'elle a, en tant que telle, une valeur thérapeutique. Cette politique ne peut être condamnée, mais elle prive les adolescents de tous les avantages narcissiques liés au plaisir d'être admirés par le monde extérieur ; ce qui serait allé à l'encontre de notre politique de valorisation.

Pour éviter cet écueil, il faut toujours lier pédagogie et respect de l'adolescent : éveiller d'abord son envie de créer, mais corriger ensuite ses fautes d'orthographe, tout en lui enseignant « en passant » la manière de se servir d'un dictionnaire, ou bien refaire *avec lui* un tirage de photos, en lui enseignant les tours de main de laboratoire.

Le danger inverse, toujours présent, est de se substituer au jeune en lui imposant sa culture, ses fantasmes ou sa créativité d'adulte, le laissant alors dans un état de passivité ; je me souviens d'un poème où un adulte bienveillant avait pris tant à cœur ses fonctions pédagogiques que l'adolescent avait fini par ne plus se retrouver dans certaines tournures trop adultes. Je pense qu'une certaine congruence de vie imaginaire entre les jeunes et Joe Finder permettait de produire des œuvres qui offraient un plaisir partagé par les deux protagonistes et... par le public. Notons que Joe ne cachait pas ses dons : avec son accordéon, il animait, « à l'ancienne » bien des veillées ; il composait volontiers des airs pour les poèmes écrits par les jeunes ; il composa lui-même quelques chansons, inspirées par sa compréhension de la détresse des adolescents perdus[54].

La créativité s'épanouit à partir de 1960, avec le développement de la production cinématographique. Dès la naissance du Foyer, la photo faisait partie de la vie quotidienne au foyer, avec son club, son studio, ses deux labos, ses reporters, ses innombrables photos couvrant tous les murs. En 1959, un cinéaste professionnel, Pierre Simon, devint un grand ami de la maison et proposa d'introduire le cinéma ; pendant des années, il forma adultes et jeunes. Nous nous sommes aperçus alors qu'un film pouvait relancer une psychothérapie individuelle, que sa réalisation mobilisait toujours la communauté, insufflait de l'enthousiasme, permettait de dépasser les tensions et la grisaille de la vie quotidienne.

Les films tournés en ce temps-là dans des lieux de soins, les films psychiatriques, par exemple, n'étaient jamais faits pour le plaisir des malades. C'étaient des films *sur* les patients, objets de la médecine qui se voulait triomphante. Très rapidement, nous avons appris à faire des films non plus *sur* les garçons mais *avec* eux. La première mobilisation générale eut lieu autour d'un film où les garçons eux-mêmes présentaient et expliquaient aux cinéastes leur vie au foyer et la comparaient avec leur vie d'avant Vitry. Après un film encore assez classique [55] montrant le jeu de rôles sociodramatique, nous avons tourné en 1965 un film sur les dessins d'adolescents qui a eu énormément de succès [56]. C'est pourtant ce film qui nous a obligés à rompre désormais complètement avec le film médical.

Notre producteur avait réclamé un commentaire sérieux. Encore chef de clinique à la Salpêtrière et insuffisamment dégagé de l'ombre splendide de Charcot et des présentations de mes maîtres, je croyais avoir fait un commentaire de haut niveau. Après la présentation du film dans le Foyer, suivie d'un silence très lourd, un garçon se leva et dit : « Qui est le con qui a écrit ce commentaire ? » Forcément, j'ai répondu que c'était moi. On a discuté, et j'ai fini par avoir gain de cause parce que je maîtrisais mieux le langage et qu'ils m'aimaient bien ; mais cela nous a fait réfléchir. Aucun de nos films ultérieurs ne s'est plus paré d'un commentaire « médical » objectivant. Il était devenu évident pour nous que notre premier public, le plus important, était le groupe des adolescents eux-mêmes. Chaque film avant sa diffusion est passé désormais devant une « commission de censure », c'est-à-dire l'ensemble des garçons et l'équipe technique. La participation active des jeunes à cette activité a augmenté considérablement.

*Libres enfants en semi-liberté* naquit de notre désir immédiat de rassembler des rushes tournés par les jeunes sans but précis. Ils avaient filmé plusieurs moments forts, originaux ou simplement drôles de la vie de la maison : une soirée poétique, un conseil de maison, et surtout un cortège funèbre, traversant les rues de Vitry avant d'aller enterrer concrètement un cercueil vide symbolisant « notre médiocrité ». Un dialogue entre un jeune du CFDJ et un juge (joué par un vrai juge) fut écrit par Joe pour servir d'armature, mais la beauté du film tenait tout entière dans les rushes eux-mêmes [57]. Sa première projection publique au Foyer, devant cent cinquante invités, provoqua une explosion de joie chez les adolescents et les autres spectateurs.

Deux ou trois films furent réalisés entièrement par un jeune, avec ou sans aide technique et morale de l'équipe ; l'un d'eux obtint même un prix dans un festival d'amateurs.

Aujourd'hui que la vidéo est partout, le choc provoqué par ces techniques audiovisuelles paraît bien amorti... Pourtant, le cinéma garde toujours son intérêt. Il rassemble jeunes et équipe dans une tâche commune, il permet d'exprimer, autrement que par des actes, l'angoisse et le conflit, il a, surtout, cette vertu particulière d'allier le rêve et la technicité. Or, avant de leur enseigner quelque chose d'« utilitaire », de les soumettre aux rigueurs du principe de réalité, nous devions leur permettre d'accéder au rêve. Cette exigence était, je pense, un des « secrets » de la réussite de Vitry : pour un garçon de banlieue, entrer dans le monde de la technique cinématographique 16 mm, c'était encore vraiment un rêve.

Mais c'était aussi un travail socialisé, avec ses contraintes. Pour tourner un film, il ne faut pas être trop caractériel, il faut savoir se taire, savoir respecter l'autre, le laisser parler. Quand un garçon prenait conscience qu'il en était incapable, nous pouvions lui dire : « Tu vois, si tu n'es pas encore capable de faire ça, c'est parce que tu es trop nerveux ; tu ne supportes pas d'attendre [58], tu n'arrives pas à t'entendre avec tes copains. Si tu fais un peu de psychothérapie, ça ira peut-être mieux. » Peu à peu, ils perdaient leur répugnance pour l'apprentissage professionnel ; en trois ou quatre ans, ils en arrivaient à admettre suffisamment le triste principe de réalité pour s'inscrire dans une FPA (Formation professionnelle accélérée) où ils réussissaient en général.

Le cinéma permettait aussi de renverser l'image de « mauvais objet » qu'ils ont si souvent. Toute réussite dans un domaine reconnu et valorisé par la société remet en état le narcissisme des « bons à rien », leur permet de penser qu'ils pourront peut-être se manifester autrement qu'en faisant du bruit, un casse, des actes violents ou « idiots ». À travers une satisfaction narcissique *partagée*, ils acquéraient l'esprit de groupe, de « corps », le sens de la solidarité.

### *Réconcilier un adolescent avec les autres : la sociothérapie*

Toutes les activités du CFDJ visaient à rendre les adolescents capables de fonctionner en groupe et d'intégrer le respect de l'Autre. Mais la sociothérapie, complément indispensable de notre politique de valorisation narcissique, avait aussi son terrain d'action spécifique.

Si la vie à Vitry était fondamentalement différente de celle des maisons d'éducation surveillée, cela tenait en grande partie à son ambiance démocratique, perceptible dès le « choc » de l'accueil. Rapidement, chacun acquérait le sentiment qu'il faisait partie d'un groupe, qu'il occupait dans ce groupe une place reconnue par d'autres, mais qu'il avait lui aussi à reconnaître celle des autres.

La Constitution était le document de référence, le pacte qui unissait tous les membres de la communauté. Elle avait été élaborée pour la première fois en 1953 et soumise dès cette date à l'approbation des garçons et de l'équipe. C'est elle qui gouvernait par principe la vie quotidienne du Foyer, indiquait, dans un style amical, les droits et les devoirs de chacun.

Tous les trois à six mois, un vote confidentiel et obligatoire avait lieu pour élire les représentants des jeunes. Il y avait plusieurs formules pour ces élections et dans la définition des élus : quand tout allait bien, chacune des chambres élisait son représentant, appelé « pilier », quand cela allait très mal, ce Comité des piliers était remplacé par un Comité de salut public de trois élus. En période normale les jeunes étaient représentés par un Comité des Sages, élu au suffrage universel, tantôt uninominal, tantôt à la proportionnelle sur liste. Bref, l'initiation aux mécanismes de la démocratie était assez complète. Ces comités délibéraient à peu près une fois par semaine, ou sur convocation, en cas d'urgence, en présence du directeur et/ou de la maîtresse de maison. Ils avaient le droit de faire des propositions et de donner leur avis sur les problèmes de la vie quotidienne — vacances, activités culturelles, fêtes, nourriture, discipline, arrivée d'un nouveau garçon. Le conseil de Maison, lui, réunissait tous les jeunes et toute l'équipe. C'était la seule activité obligatoire de cette Maison où tout était volontaire.

Cette démocratie était-elle « truquée [59] » ? Telle était l'opinion « ultra gauchiste » de certains de nos étudiants de l'université Vincennes-Paris VIII, où je dirigeais depuis 1969 la section de psychopathologie du département de psychologie. Ce n'était certes pas une démocratie « totale », où soignants et soignés auraient eu les mêmes pouvoirs ; ce modèle utopique n'existait pas plus chez nous que dans les maisons se réclamant de la psychothérapie institutionnelle ou de l'antipsychiatrie. Aucune de ces institutions, même profondément révolutionnaire, n'oublie que la société l'a investie d'une mission et d'un pouvoir de décision dont elle ne peut se départir sans cesser d'exister. Même en 1968, nous nous considérions comme les garants et les dépositaires d'un savoir, au nom duquel nous avions réalisé notre communauté thérapeutique. Nos garçons le reconnaissaient globalement, même s'ils le niaient de temps en temps. Ils savaient pertinemment qu'une ligne de démarcation distinguait « curables » et « incurables » et qu'il existait toujours un domaine réservé où les décisions étaient prises par l'équipe.

Cette démocratie était-elle « récupératrice » ? C'était le reproche principal de ces étudiants, situationnistes, anarcho-maoïstes, adorateurs de Marcuse et de Reich [60] plus que de Marx. Pour eux, seuls les marginaux pourraient un jour renverser le capitalisme dans une société où le prolétariat s'était embourgeoisé. Ils nous accusaient donc de vouloir adapter à une société condamnable, et transformer en moutons, ces marginaux, levain des lendemains qui chantent. Sans partager ce discours surréaliste, je ne me moquais pas d'eux, et je lisais même Marcuse avec une certaine tendresse. Ancienne victime du terrorisme d'État, j'ai toujours considéré la violence de l'État a priori plus condamnable et plus contraire à mon sens de la justice et de la morale que celle des petits marginaux. Sans avoir une sympathie spéciale pour les délinquants, les caractériels, les terroristes, je les préfère, de manière viscérale, à certains agents de l'État avec ou sans uniforme qui donnent libre cours à leur sadisme et leur paranoïa sous prétexte de défendre l'ordre, même injuste, et je suis toujours ému par *La Grasse Matinée* de Prévert lu en 1945, avec cet homme qui a faim, et qui regarde des sardines, « protégées par des boîtes, protégées par des vitres, protégées par des flics... ».

« Adapter ces garçons à la société » ne pouvait représenter pour moi (pas plus que pour Joe Finder...) un objectif à atteindre à tout prix. Il nous paraissait plus important de les réconcilier d'abord avec eux-mêmes que de leur apprendre à se plier à n'importe quelle loi. Notre travail se voulait surtout « réadaptatif » parce que nous savions que si ces adolescents continuaient sur le chemin de l'asocialité, ils resteraient des victimes[61]. Certes, à notre manière, nous leur faisions « intégrer la loi », mais dans notre morale, le respect de l'Autre passait avant celui des lois.

Dans cette optique, nous n'hésitions pas à les « manipuler », comme le disaient nos détracteurs. Notre travail impliquait, d'évidence, un désir de convaincre et même de plaire. Il était loin d'une neutralité éducative, qui d'ailleurs n'existe pas, et qui, chez les adolescents abandonniques, n'aurait pu que favoriser l'angoisse persécutive et la violence. Dans notre Foyer, où la contrainte était remplacée par *le volontariat*, la « manipulation » consistait effectivement à... susciter le volontariat. Joe déployait en ce domaine des prodiges d'imagination.

Après guerre, en France, la publicité était devenue incontournable. Pour convaincre les garçons que notre « marchandise » était bonne, il inventa ainsi la « publicité socio-éducative ». Il le fit à la suite d'une représentation théâtrale qui fut une grande réussite artistique mais en même temps un vrai four, puisqu'il n'y avait que douze spectateurs. Les jeunes étaient en colère, et il comprit que son erreur était l'absence totale de publicité. Rapidement, celle-ci devint systématique. Une véritable technique est née, avec l'aide de dessinateurs adultes et jeunes, des cinéastes, des publicistes : affichage sur les murs du programme de la semaine, de la « pensée de la semaine » agrémentée d'un dessin humoristique dédramatisant, par exemple, un événement récent ; émissions sur notre Radio Vitry installée par le club « électronique ».

La publicité socio-éducative contribuait aussi à ouvrir le Foyer sur l'extérieur, avec la revue *L'Oreille qui parle*[62], des milliers de cartes postales chaque année, de larges invitations aux « soirées cabaret », où les jeunes avaient la possibilité de chanter leurs poèmes mis en musique ; elle donnait une large diffusion aux créations des jeunes, dans la municipalité, dans les festivals régionaux.

Certes, nous « manipulions » : Joe faisait la gueule en guise de sanction, comme le font, dit-on, les mères juives, nous n'hésitions pas à user de notre influence comme le fait tout bon maître d'école. Mais ces manipulations n'avaient rien à voir avec celle des sectes où, pour l'amour du gourou, les membres abdiquent toute volonté, restent dupes de techniques qui les transforment en zombies. Nous leur *expliquions* que nous *voulions* le faire et dans quels buts. Nous leur disions clairement que notre opposition aux délits, à la violence, à l'intolérance nous conduisait à n'être ni violents ni intolérants envers eux, que nous ne voulions pas les transformer en moutons mais utiliser leur énergie à des fins créatrices et non destructrices ; nous leur apprenions comment nous procédions, par quelles techniques.

Le jeu de groupe sociodramatique, ou sociodrame, enseignait, précisément, l'art de convaincre, tout en favorisant l'acceptation de l'Autre. Jean Ughetto, le premier directeur, élève de Moreno, lui avait emprunté cette variante du psychodrame, que nous avons progressivement adaptée à nos adolescents.

Pourquoi ce jeu avait-il autant d'importance à Vitry, pourquoi a-t-il emballé les spectateurs de tous les milieux, de plus en plus nombreux, qui venaient y assister ? Pourquoi nos films sur le sociodrame ont-ils toujours eu un succès extraordinaire ?

Le sociodrame répondait d'abord à l'un des soucis des juges, et de tous ceux qui voyaient dans les passages à l'acte violents de ces jeunes une impossibilité à exprimer par la parole leurs sentiments, leurs désirs, leurs craintes, leur « vécu ». Son premier but était de leur apprendre à s'exprimer en public, à mettre dix phrases ensemble, à vaincre leur timidité. Du même coup, il pouvait leur démontrer qu'il est plus rentable et plus gratifiant de convaincre que d'assommer l'adversaire ; dans le souci d'éviter les passages à l'acte, le jeu se passait d'ailleurs autour d'une table, et non sur une scène...

C'était aussi et surtout un moyen d'aborder des situations par d'autres biais que la morale, un traitement doux du narcissisme apparemment dévergondé des adolescents délinquants, tellement mal dans leur peau qu'ils ne peuvent pas admettre les autres. Pour qu'ils essayent de se mettre dans la peau d'un autre, personne n'avait le droit d'y jouer son propre rôle, règle qui permettait tout au moins de faire découvrir à un jeune d'autres points de vue que le sien, ce qui est une des bases de toute cohabitation.

Le jeu était pratiqué de manière foncièrement non psychanalytique puisque les garçons, après avoir choisi leur rôle, avaient le droit de se renseigner auprès de l'équipe, et de la personne qu'ils allaient jouer, si elle était abordable, sur la manière dont elle voyait le problème posé par le sociodrame en question. Il est arrivé, exceptionnellement, qu'un garçon qui avait « osé » choisir le rôle du psychiatre[63] m'interroge : « Et qu'est-ce que tu en penses ? »

Ce thème était toujours un conflit. Il était élaboré à la réunion des « incurables », son but éducatif défini aussi clairement que possible, et il était ensuite annoncé par voie d'affiches dans le hall d'entrée en une quinzaine de lignes. Chaque volontaire inscrivait alors son nom en face du rôle qu'il avait choisi[64]. Quand tout allait très bien, ce qui était quand même rare, ce conflit pouvait être d'ordre très général, par exemple : « Un barrage va être construit ; il apportera de l'énergie à toute la région, mais il obligera à inonder un village. » Il mettait en scène de manière beaucoup plus fréquente les résidents du foyer et leur entourage : « Les voisins se plaignent des abus des garçons qui ont fait un casse, lancé des pétards, etc. Comment les empêcher de porter plainte ? » ou « Robert a fait un gosse à sa copine. Doit-il l'encourager à se faire avorter ? Assumer sa paternité ? » Il s'agissait donc de faire réfléchir les garçons sur leurs responsabilités et les conséquences de leurs actes[65].

Le soir du jeu, qui se déroulait dans la salle commune, les acteurs s'installaient autour d'une table carrée et les spectateurs s'asseyaient tout autour. Joe faisait alors une allocution appelée *warm-up* très prisée de la communauté ; c'était un discours provocateur, incisif et comique (il était émaillé de fautes de français et de tics de langage), destiné à redonner confiance aux plus inhibés et à les faire parler aussi spontanément que possible.

Au cours du jeu, les adultes participants devaient fournir un effort permanent pour empêcher la dérive vers le psychodrame et pour éviter à un garçon de perdre la face ou de dire des choses qu'il regretterait ensuite. En effet, contrairement au psychodrame, les sujets en présence n'étaient pas un adolescent entouré d'un groupe de professionnels, mais un groupe, composé de plusieurs jeunes et de deux (voire trois) adultes, jouant devant un public comprenant la concierge, les enfants du voisinage, le maire, le commissaire de police, les amis du Foyer, les « illustres invités ». Pour éviter les dérives, chaque adulte avait une *fonction précise*. Un incurable hautement qualifié jouait le rôle de Robert, le mauvais garçon, rôle difficile qui fut joué pendant quinze ans par le docteur Bernard Zeiller ; ce personnage capital ne devait jamais être joué par un jeune. Si le thème était : « Robert a volé, mais il ne veut pas l'avouer, ce salopard », personne d'autre que Robert ne pouvait par définition être voleur, un jeune défendait Robert, un autre, dans le rôle d'un éducateur, l'accusait : « Tu n'as pas honte ? Tu mets la vie du Foyer en danger ! » Bernard Zeiller, dans son rôle, avait l'art d'être ignoble, cynique, affreux ; il explicitait à merveille toutes les pulsions et les désirs interdits des garçons. Il contestait tout méchamment et violemment. Les jeunes ne pouvaient lui répondre sur le même registre : leurs rôles d'adultes les obligeaient à tenter de le convaincre ; ils apprenaient ainsi à discuter ou au moins à agresser intelligemment. L'autre adulte jouait ce que nous appelions entre nous « la roue de secours », fonction camouflée derrière un rôle secondaire : tantôt il aidait un adolescent à prendre la parole, tantôt, au contraire, il pouvait la lui couper. C'était une fonction difficile qui exigeait de la finesse, et une maturité suffisante pour ne pas se prendre trop au jeu... et oublier son rôle de « roue de secours » : peu d'éducateurs l'ont tenu convenablement.

Le jeu se terminait quand une solution satisfaisante était apportée au conflit. Aussitôt après, Joe, qui restait silencieux jusque-là, demandait à chaque participant ce qu'il pensait du jeu lui-même et de sa propre performance. Ces questions rituelles permettaient aux adolescents de revenir à la réalité en se dégageant du rôle qu'ils venaient de jouer. Puis il posait les mêmes questions à *tous* les spectateurs l'un après l'autre, ce qui avait le don et la fonction de remonter le moral des participants en leur montrant que les « autres », juges, avocats et médecins compris, peuvent se trouver aussi bêtes qu'eux... Le sociodrame faisait partie des techniques de valorisation ; d'ailleurs, quand un timide s'y lançait pour la première fois, il trouvait toujours un allié dans la salle pour dire : « Ah, le petit Untel, c'est le meilleur ce soir » ou « Vous avez entendu ce qu'a dit le petit nouveau ? Ce n'est vraiment pas bête. » La présence de certains spectateurs, invités en fonction du thème joué, permettait aussi de faire avancer un problème ; un juge pour enfants était invité le jour où le conflit mettait en cause un personnage de juge : lui-même comprenait mieux quelle image de sa fonction se faisaient les adolescents, d'autre part, il avait la possibilité d'engager avec les garçons une discussion fructueuse qui leur permettait de nuancer leurs attitudes, désamorçait leurs souvenirs angoissants et préparait des entrevues futures.

Fréquemment, à la suite d'un jeu, les interrelations se modifiaient, et la résolution en commun d'un problème devenait facteur de cohésion du groupe.

Parmi toutes nos techniques, le sociodrame reste à mes yeux l'une des plus transmissibles ; d'ailleurs, plusieurs institutions ont, semble-t-il, repris le flambeau en s'inspirant de nos écrits. Même de nos jours, il peut être un outil efficace dans la réhabilitation sociale des jeunes, à condition, bien sûr, que la liberté d'expression verbale reste une des bases de l'institution qui tente de la pratiquer, ce qui, malheureusement, n'est pas encore très fréquent.

*Que sont-ils devenus ?*

Dans les années 60, nous étions nombreux, parmi les pédopsychiatres, à penser que pour mieux apprécier la gravité relative des troubles présentés à l'enfance ou à l'adolescence, il était important de connaître leur évolution à l'âge adulte. Dans ce cadre, j'avais dirigé en 1960 le travail sur le devenir des anorexies mentales de mon élève devenu professeur de psychiatrie, le docteur S. Lajeunesse. Ces études (dites catamnestiques) sur le devenir des malades nous intéressaient aussi à Vitry pour confirmer (ou infirmer) la justesse de nos méthodes et de notre prise en charge. Nous avons effectué ce travail de catamnèse en 1969 avec l'aide du docteur Zeiller encore peu impliqué, à l'époque, dans la vie du Foyer[66]. Il avait pour but de connaître le devenir, cinq ans au moins après leur sortie, des cent trente-huit premiers pensionnaires de Vitry. À la question scientifique : « Que devient un jeune délinquant ou un jeune de la DASS ? », nous connaissions une seule réponse : le travail d'épidémiologie un peu superficiel qu'un grand psychanalyste, Bovet, avait fait pour l'Unesco ; il montrait que la grande majorité des jeunes délinquants, qu'on les prenne en charge ou non, abandonnaient leur délinquance arrivés à l'âge adulte.

Une question plus « Maison » nous intéressait tout autant : « Nos méthodes ont-elles été positives, négatives ou neutres quant à leur devenir ? » L'enquête ne pouvait pas répondre sérieusement à cette deuxième question faute d'une population de comparaison.

De notre travail, il ressortit que le nombre des récidives était modéré (moins de 15 p. 100), que ceux qui n'avaient pas de comportement antisocial à l'entrée n'en présentaient pas non plus après leur sortie, qu'un quart des adolescents étaient devenus des adultes réellement épanouis (et pas seulement non antisociaux), et qu'une dizaine seulement présentaient des troubles graves ; la grande majorité était devenue tout simplement névrotique. Est-ce le prix à payer pour la perte du comportement antisocial ?

Le lecteur sera peut-être étonné d'apprendre qu'une institution aussi merveilleuse que le CFDJ de Vitry est morte en 1983. La chute de Vitry, dont nous parlerons plus bas, a été un des plus grands traumatismes que j'ai subis depuis la guerre. Nous verrons alors les raisons intrinsèques et conjoncturelles pour lesquelles une Maison basée sur le volontariat, la non-contrainte, la psycho- et la sociothérapie a pu se « casser la gueule », analyse que nous n'avons jamais publiée.

# VI

# L'âge de la parole

## *Mai 68*

Quand arriva le beau mois de mai, trois activités étaient chères à mon cœur : celles que j'exerçais à Vitry, à La Roche-Guyon, et à l'hôpital Lariboisière, où j'essayais de « psychothérapiser » mes patients trois fois par semaine. Cependant, mon statut social s'était affermi, et, pour compenser la perte de la Salpêtrière, j'étais devenu un véritable cumulard travaillant soixante à soixante-dix heures par semaine : en 1965 j'étais entré, comme chargé de recherches, à l'Inserm, dans une petite unité sise à Montrouge, consacrée à la santé mentale des enfants et des adolescents, dont je devins directeur de 1977 à 1991. Depuis 1960, j'étais également chargé de cours à la Sorbonne et à l'Institut de psychologie. À ces activités salariées s'ajoutaient le début des participations aux différents comités et sociétés scientifiques, et les contributions écrites ou orales aux séminaires de toutes sortes, tout cela sans oublier mes activités militantes et ma vie personnelle [1].

Mais revenons au mois de mai. Ce n'est pas le lieu, ici, de décrire les « événements » de ce printemps, que j'ai traversé en témoin et en acteur, à la fois passionné et sceptique, voire amusé ; je voudrais seulement souligner le rôle capital qu'a joué Mai 68 dans mon évolution personnelle et professionnelle.

Grâce à un talent oratoire nouvellement découvert, j'ai pu commencer à dire tout haut ce que j'avais toujours pensé tout bas. Je me suis rapproché de la « révolution psychiatrique », dont j'ai soutenu les combats, j'ai rejoint, ensuite, ce qu'on a appelé le courant antipsychiatrique, et je me suis lancé dans une action qui a pris une place de plus en plus importante dans ma vie : la lutte contre les violences institutionnelles.

Peu de temps auparavant, au cercle d'études marxistes du boulevard Blanqui, participant à un groupe de travail sur le thème « psychiatrie et politique », j'ai fait la connaissance du freudo-marxisme. Au-delà des discussions philosophiques, j'ai surtout retenu de ces réunions la critique de fond de l'Institution psychiatrique. Ce discours, nouveau pour moi, rejoignait, confirmait et théorisait mes intuitions, mes sentiments et mes raisonnements.

En effet, jusqu'en 1966, je connaissais à peine l'existence des gens dont je partageais les idées. Je vivais comme enfermé dans le petit monde de la neuropsychiatrie et dans sa forteresse, la Salpêtrière, où l'on prétendait ignorer superbement tout ce et tous ceux qui venaient du « cadre », c'est-à-dire des hôpitaux psychiatriques. Or, c'est de là qu'étaient issus tous les protagonistes de la révolution psychiatrique. Je ne savais pas qu'ils avaient été résistants pendant la guerre, j'ignorais la place qu'avaient eue l'expérience des camps de concentration et l'horreur nazie dans le mouvement d'humanisation dont ils avaient été les initiateurs.

En Allemagne, l'assassinat des malades mentaux avait été un aboutissement « logique » de la psychiatrie « classique » allemande[2], ultrabiologisante, incapable d'imaginer la maladie mentale autrement qu'irréversible et inguérissable. En France, la théorie était moins rigide, mais l'exclusion asilaire aussi généralisée. Ici, on n'a pas assassiné les malades mentaux par des injections de pétrole ou par le gaz, on les a laissés mourir de faim. Au lieu de cent vingt mille morts, il n'y en a eu « que » quarante mille. Avec la Libération, et le sentiment de renaissance qui a suivi, ces psychiatres, ayant pris conscience du caractère insupportable des conditions asilaires, ont inventé deux stratégies pour faire disparaître une anomalie de plus en plus flagrante dans un monde qui se voulait civilisé et démocratique.

La première était l'humanisation de l'hôpital psychiatrique lui-même : c'était le premier objectif de la révolution psychiatrique française, née pendant la guerre à l'hôpital de Varsovie[3] de Toulouse, et à l'hôpital de Saint-Alban avec Bonnafé, Balvet et Daumezon. Cette tentative de transformer une institution fondamentalement répressive et antithérapeutique en une institution thérapeutique a évolué par la suite vers ce qu'on a appelé la « psychothérapie institutionnelle ». L'outil de choix pour soigner non seulement le patient mais l'institution elle-même était, pour ses partisans (Oury et Guattari à La Borde, Tosquelles dans les institutions pour enfants), la psychanalyse « sans divan », comme l'avait nommée Racamier.

Le second cheval de bataille de cette révolution était la lutte contre la chronicisation et pour le maintien du lien social et familial[4]. Ce mouvement s'est concrétisé, à partir de 1960, dans la « politique du secteur »[5]. L'hôpital plein temps devait perdre son monopole d'institution de soin au profit d'un certain nombre de structures légères centrées sur la consultation (CMP), devant desservir gratuitement une population de soixante-dix mille âmes : hôpitaux de jour, aides à domicile, hôpitaux de nuit ou appartements thérapeutiques, un peu plus tard, centres de crises disposant de quelques lits, etc. Théoriquement, ces structures devaient avoir en charge la prévention, les soins et le suivi du patient.

En 1968, j'ai connu Brisset, qui, avec Henri Ey, avait collaboré à la rédaction du célèbre « Livre blanc de la psychiatrie », publié en 1966, véritable manifeste de guerre contre la neuropsychiatrie, l'asile chronicisant, et pour un service public « au service des usagers » selon l'expression de Bonnafé. Il venait de créer le syndicat des psychiatres français et m'y a accueilli à bras ouverts comme un des très rares hospitalo-universitaires...

C'est ainsi que, tel Charlot à la tête d'une manifestation ouvrière, je me suis trouvé, en juin 1968, au premier rang de cette psychiatrie de combat, révolutionnaire, antifasciste, et... anti-Salpêtrière. Mes interventions étaient longuement applaudies et, à deux reprises, à mon grand étonnement, j'ai présidé des réunions houleuses dans la chapelle de l'hôpital Sainte-Anne, siège du mouvement.

Le modèle que j'avais en tête pour participer à ces batailles était celui... de la Révolution française. Les médecins hospitalo-universitaires de la Salpêtrière y représentaient l'ennemi majeur : l'aristocratie (destinée à l'exil, sinon à la guillotine), les psychiatres du cadre des hôpitaux psychiatriques (qu'en moi-même j'appelais honteusement « psychiatres psychiatrisants »), représentaient la bourgeoisie montante, et je me prenais pour Philippe Égalité osant se mêler à eux. Le peuple était représenté de manière floue à la fois par les psychologues et les équipes (opprimées par les psychiatres), et tout en bas par les malades eux-mêmes.

Dans les assemblées, je me faisais le porte-parole des jeunes psychiatres, en lutte contre les mandarins, et des psychologues, en quête de reconnaissance. Quant au sort des malades proprement dit, je m'en préoccupais davantage en paroles qu'en actes ; c'est un peu plus tard que l'amélioration de leur condition est venue concrètement au premier plan de mon action.

Pour le gros du mouvement, l'objectif principal, d'ailleurs atteint en deux ans à peine, était de libérer la psychiatrie de la tutelle neurologique. Il était normal pour moi de soutenir cette revendication, car elle était loin d'être seulement corporatiste. Les psychiatres en révolte insistaient non sans raison sur le fait que la dévalorisation et l'exclusion du fou se propageaient sur tous ceux qui voulaient bien travailler avec lui : les infirmiers psychiatriques avaient un statut, des salaires une durée de formation bien inférieurs aux infirmiers diplômés d'état soignant des malades organiques. Les psychiatres avaient un statut, un salaire infiniment plus bas que les praticiens des hôpitaux généraux, aucun enseignement, aucun poste à la faculté : tout était réservé et contrôlé par la neuropsychiatrie, issue des hôpitaux liés aux universités.

On peut dire que cette étape de la lutte, la revalorisation du psychiatre, a été gagnée en 1968 au-delà de tous les espoirs... Quant à la revalorisation du fou... on en cause toujours.

Pris d'une activité fébrile et dispersée, avec une énergie insoupçonnée, les bronches dilatées même sous les bombes lacrymogènes, je militais aussi pour la réforme des études médicales à la faculté de médecine Saints-Pères (dont le grand amphi Léon-Binet avait été rebaptisé, dès le 11 mai, Che-Guevara), au comité de grève de la recherche médicale française situé dans l'hôpital Saint-Antoine, et même au comité central de la grève de toute la recherche scientifique. C'est là qu'en septembre 1968, j'ai eu l'insigne et triste honneur de négocier et signer avec le ministre de l'époque, M. Maurice Schuman, le protocole qui mettait fin à notre grève, une des plus longues de toute cette période.

## *Après Mai*

### Les beaux jours de l'antipsychiatrie

Le mouvement de Mai 68 ne s'est pas terminé en mai, ni même en 68. Il a duré dans les secteurs qui étaient miens au moins jusqu'en 1975. J'ai ainsi participé, un peu en amateur, à la création du mouvement alternatif (important surtout dans le domaine des enfants et des adolescents) : critique radicale de toutes les institutions, considérées en bloc comme répressives, et leur remplacement par les « milieux de vie », d'idéologie rurale, libertaire, écologique et affective[6].

Vers 1971, professeur depuis deux ans à la célèbre université de Vincennes (Paris-VIII), sortie du néant à une vitesse stupéfiante en septembre 1968, j'y ai connu Basaglia, le créateur de l'antipsychiatrie italienne. Notre amitié s'est nouée autour du projet d'un livre dont le titre était *Mappa della Vergogna, La Carte de la honte*, qui devait raconter pays par pays l'état lamentable où se trouvaient les malades mentaux dans l'Europe civilisée et démocratique. Les réunions de notre petit groupe polyglotte et européen avaient lieu plusieurs fois par an, à Paris ou à Venise, mais aussi à Barcelone, à la barbe de la police franquiste, et à Lisbonne encore chaude de la Révolution des œillets. Je garde un souvenir lumineux de ces séances qui duraient parfois toute la nuit après une journée où les chants, les rires et la convivialité scellaient la cohésion des coauteurs. Je garde aussi, pieusement, un gros dossier, ébauche de ce livre qui n'a jamais vu le jour...

L'antipsychiatrie à l'italienne était un mouvement avant tout politique, pour qui le plus grand scandale du XX^e siècle et des pays civilisés était l'existence même de l'hôpital psychiatrique. Contrairement aux Français qui voulaient humaniser l'asile ou le vider à moitié, les Italiens pensaient que celui-ci devait être totalement supprimé et reprochaient aux Français leur attitude réformiste.

Franco Basaglia croyait que la lutte pour la « libération du fou » faisait partie de la grande lutte générale de la libération du prolétariat ; c'est donc tout naturellement que ses sympathies allaient vers l'extrême gauche italienne, qui n'était pas encore devenue un petit mouvement terroriste.

Invité un jour à l'université de Vincennes, il s'était pourtant fait huer par nos étudiants « gauchistes » car il avait le courage de dire que la folie existe, que la schizophrénie existe, et qu'il n'hésitait pas à prescrire des neuroleptiques à ses patients. La question centrale pour lui était de les soigner en ville, dans des appartements thérapeutiques, en ambulatoire, seul moyen de sauvegarder leur dignité ; il pensait que les asiles, même améliorés et humanisés, restaient par définition antithérapeutiques, et qu'un malade psychiatrique ne peut guérir qu'au sein de la communauté, et non pas enfermé comme un pestiféré.

À l'époque, je trouvais cette utopie si belle et cette aventure si passionnante que je n'ai pas su en voir les inconvénients. Certes, les « chroniques [7] » calmes et doux que j'ai connus à Trieste goûtant un peu de liberté après des années d'enfermement ne posaient pas de difficultés majeures pour s'adapter, bien protégés, dans la Cité. Cependant, la disparition de toute structure d'hospitalisation « plein-temps » sans consentement du patient (en Italie), ou sa sous-utilisation (en France, actuellement) transforme en calvaire le quotidien de certaines familles — et même des voisins — vivant avec un malade agressif, paranoïaque, violent et dangereux.

Franco Basaglia me faisait penser à un véritable taureau, qui savait travailler vingt heures par jour, avec un enthousiasme, un charisme et une puissance extraordinaires. Toutes ses actions avaient un panache méditerranéen irrésistible. Il adorait les manifestations publiques et les grands spectacles. Je me souviens du *caballo azuro*, le cheval bleu, fabriqué par son frère à l'image du cheval de Troie, qui se promenait dans les rues de Trieste suivi des malades psychiatriques tenant des pancartes : « Nous voulons la liberté »... Il avait vidé aux trois quarts l'hôpital de Trieste, qu'il voulait transformer en musée, et avait aménagé pour ses malades un lieu de vacances magnifique, dans les Dolomites, au milieu d'un paysage superbe. Il n'y avait aucune clé, tout était grand ouvert. J'y ai visité une exposition de peintures de malades avec les enfants d'une école d'un village voisin ; le guide qui montrait les peintures aux enfants était un vieux mongolien.

Ce mouvement n'avait que deux points communs avec celui de l'antipsychiatrie anglaise : tous deux étaient nés vers 1960, et étaient basés sur la négation totale de la psychiatrie classique.

L'antipsychiatrie anglaise était beaucoup moins politisée que l'italienne [8] et d'inspiration plus phénoménologique. Pour les Anglais, Cooper, Laing, et plus tard Esterson [9], l'ennemi principal était la famille, dont le « fou » est, en quelque sorte, le bouc émissaire. Cette notion de « malade désigné » a d'ailleurs survécu au mouvement, comme notion centrale des thérapies systémiques et familiales.

J'ai fait la connaissance de Cooper au Portugal, deux mois après la Révolution des œillets. Il était arrivé comme moi à Lisbonne pour participer à une très grande manifestation antipsychiatrique à laquelle il était invité en même temps que notre petit groupe de *Mappa della Vergogna*. Cette manifestation, organisée, entre autres, par mes anciens élèves de Vincennes — alors réfugiés politiques — connut un succès extraordinaire, en synergie avec l'ambiance révolutionnaire du moment. Nous faisions des réunions dans la plus grande salle de l'université de Lisbonne, avec chaque soir environ mille personnes et toute la presse ; des films montraient les conditions épouvantables des asiles laissés par Salazar... Cependant que j'essayais, dans ces débats houleux — comme souvent ensuite, et sans grand succès — de faire le pont et de maintenir l'unité entre les tendances anglaise et italienne.

Je ne saurais dire aujourd'hui quel fut, sur le sort des malades mentaux au Portugal, l'impact de la Révolution des œillets et de ces journées mémorables. Quant à moi, depuis ce jour-là, j'ai été invité très souvent dans ce pays aux réunions concernant la psychiatrie et l'éducation des enfants difficiles [10].

### LUTTE CONTRE LES VIOLENCES INSTITUTIONNELLES : DÉBUTS (1969)

Après 68, je participais aussi très modestement à deux autres groupes : le GIP (groupe information prison), créé par Michel Foucault, et le GIA (groupe information asile), animé par quelques amis. Suivant leur exemple, j'ai créé en 1969, avec un psychiatre et de jeunes travailleurs sociaux (éducateurs et psychologues), le GITS (groupe information des travailleurs sociaux). Ici commença mon engagement dans ce travail qui a pris de plus en plus d'importance dans ma vie : la lutte contre la violence des institutions censées agir pour le bien de leurs jeunes usagers.

Entre 1972 et aujourd'hui, j'ai consacré à ce sujet deux livres, une trentaine d'articles et plus de cent interventions. Cet intérêt passionnel n'est évidemment pas dû au hasard : victime du terrorisme d'État le plus achevé, je suis devenu hypersensible à tout abus d'autorité et à la souffrance qu'il engendre. Dans tout conflit qui oppose un individu à une institution, j'ai toujours pris a priori et jusqu'à nouvel ordre le parti de l'individu. Je pense d'ailleurs que c'est là la mission du médecin clinicien et je plains parfois mes collègues experts ou contrôleurs qui, eux, doivent défendre les intérêts de la société ou, plus souvent encore, les intérêts de l'institution, parfois déguisés en intérêts communautaires. Mon parti pris est au plus fort lorsque l'individu est fragilisé par ses troubles, physiques, mentaux, caractériels, par son passé de maltraitance ou d'abandon familial, ou d'une manière plus large par sa religion ou par sa race. C'est envers ces sujets, les plus faibles, les plus vulnérables, que les États, s'abritant parfois derrière leurs lois, opposent sans frein leur logique, et abusent de leur pouvoir pour les écraser ouvertement ou hypocritement[11]. Parmi ces multiples dénis du droit de l'individu, je me suis consacré à ceux que, de par mon métier, je croyais le mieux connaître et qui pourtant semblaient inconnus avant 1968.

Le lecteur, pour autant, ne doit pas imaginer que je défends inconditionnellement les terroristes, les délinquants, les voleurs et les violeurs. Si je vois un marginal attaquer une vieille dame, une jeune fille ou même un monsieur, je crie au secours et j'ameute la police, sans penser au traumatisme de l'agresseur... Mais la vue des flics qui s'acharnent sur un immigré sans papiers ou même sur un petit voleur provoque aussitôt chez moi une crise d'asthme, une montée de rage et un sentiment de honte si je ne peux rien y faire.

L'hôpital lui-même, pendant les longues années que j'y ai passées, en tant que malade et en tant que médecin, m'a parfois fait penser au monde concentrationnaire. Trop souvent, il prétextait de ses fonctions soignantes pour justifier sa fonction d'exclusion et de répression. Avec étonnement, je voyais que non seulement les acteurs, mais l'entourage, et même les victimes, ne s'apercevaient pas de cette violence, tant ils étaient englués dans les rets du système. En 1977, sollicité pour parler de l'implication du médecin dans la torture, à propos du Chili, j'ai formalisé ce détournement de la fonction soignante vers la violence et la répression [12]. En psychiatrie et dans les institutions pour jeunes, cette dérive est d'autant plus facile que, contrairement à la médecine somatique destinée uniquement à soigner l'individu, ici, la finalité de défense sociale domine souvent la finalité thérapeutique.

D'une manière plus immédiate, mon engagement dans le GITS était motivé par les neuf ans de ma pratique au CFDJ : les confidences des jeunes témoignaient trop souvent des sévices physiques, psychologiques et sexuels dont ils avaient été victimes dans les institutions de rééducation (foyers de la DASS ou maisons de justice). Cette expérience me permettait d'écouter, d'entendre et d'ajouter foi aux récits des jeunes fugueurs en révolte contre leur institution, aux mères célibataires opprimées dans leur foyer, et même aux jeunes lads en grève, qui arrivaient au GITS. Nous nous étions donné pour premier but pratique de leur servir de point d'accueil : il fallait leur donner à manger, leur trouver un point de chute pour la nuit, plus rarement les réconcilier avec leur famille... À cette tâche de service social marginal et autoproclamé s'ajoutait le réconfort moral, dont ils avaient bien besoin, et surtout le recueil soigneux de leurs témoignages. Élaborés tant bien que mal, ceux-ci sont à l'origine de mon premier livre sur les violences institutionnelles : *Travail social contre qui ?*. Il montrait, exemples à l'appui, comment des jeunes que nous devrions soigner étaient en réalité réprimés et rendus encore plus malades qu'ils n'étaient.

Nous avions trouvé une pièce qui servait de permanence dans un endroit que j'adorais, rue de l'Abbaye ; les jeunes s'en transmettaient l'adresse par le bouche à oreille. Mais, il faut bien le dire, nous n'avons pas tenu très longtemps. Cette pièce était, à l'époque, le siège d'un centre pour toxicomanes [13], que l'on nous prêtait deux ou trois fois par semaine ; très rapidement, il est devenu un lieu de violence extraordinaire : coups de couteaux, coups de revolver... Vitry nous apparaissait alors comme un havre de paix, d'ordre, de luxe et de béatitude par rapport à ce qu'on y voyait.

Jusque-là, je n'avais rien écrit sur les violences que subissaient les enfants dans des institutions prétendument faites pour leur bien. Mon premier article sur cette question (1969) suivit de peu la parution, dans une revue de neuropsychiatrie, de l'article d'une jeune religieuse, psychologue stagiaire, qui décrivait, avec une bonne conscience touchante, un règlement et des punitions, qui m'ont paru démentiels, appliqués aux jeunes filles dont la plupart étaient davantage des cas sociaux que de véritables délinquantes. Membre de la société savante qui éditait cette noble revue, j'ai pris ma plume, et j'ai dit que je trouvais très exagéré d'infliger à ces pauvres filles une vraie « quarantaine » dans une « chambre d'isolement » pour la moindre peccadille, et qu'on n'adapte pas une personne à la société en l'en isolant complètement pendant de longues périodes.

Parmi les lecteurs de cette revue, pourtant bien-pensante, beaucoup avaient eu la même réaction que moi. La rédaction, cependant, s'était bien gardée de publier une seule de nos lettres de protestation ; elle avait simplement publié « une réponse » du médecin-chef de l'Institution en question. Il traitait tous les auteurs des lettres — qu'il avait quand même pris la peine de lire — de demeurés. Il se disait vraiment navré de trouver parmi les lecteurs de cette revue des gens qui n'avaient jamais vu une jeune fille difficile, et il expliquait en long et en large que ces jeunes filles sont tellement affreuses que si on ne les tient pas fermement, l'institution est vouée à la déchéance.

Or, un an après, il s'est trouvé qu'un journaliste de *France Soir* a eu la gentillesse de m'interroger sur les maisons pour jeunes. J'ai présenté l'Institution en question comme exemple de tout ce qu'il ne faut pas faire avec les jeunes. L'interview est paru dans *France Soir*, à un million d'exemplaires, et j'ai cessé d'être un demeuré : j'ai reçu une invitation, j'ai été reçu d'une manière merveilleuse. On m'a expliqué que toutes ces chambres d'isolement c'était du passé d'avant Mai 68, qu'elles avaient complètement disparu en même temps que la répression, et que maintenant l'Institution en question était devenue tout à fait new-look, les filles s'y promenaient en mini-jupe sous l'œil attendri des bonnes sœurs, etc.

Cette histoire m'a fait comprendre qu'un type de violence qui paraissait, en 1967, parfaitement licite, normal, présentable dans des thèses d'université, des articles ou des écoles d'éducateurs, pouvait devenir en 1970 une violence jugée inadmissible, insupportable pour l'opinion publique et la communauté des professionnels. Même si l'institution ne renonçait pas à sa maltraitance « pédagogique » ou « thérapeutique », elle ne pouvait plus s'en vanter ouvertement ; la violence devenait cachée, clandestine, niée par ses auteurs, devenus sinon culpabilisés, du moins prudents [14]. Certains diront que cette situation est encore pire : c'est pourtant une des voies le plus souvent empruntées en pratique qui mène à la disparition des violences et à l'humanisation des institutions. La Bastille est d'abord idéologique, la violence change de statut avant de disparaître.

Mais le combat contre les violences institutionnelles est si difficile à mener que pendant cinq ans je l'ai abandonné, le sujet me paraissant impossible à faire entendre dans les milieux bien-pensants. Même en 1978, la première fois que j'en ai reparlé, devant un public composé, entre autres, de psychanalystes de haut niveau, j'ai encore pris une « volée de bois vert », me faisant taxer de démagogue qui scie la branche sur laquelle il est assis. Cet échec partiel m'a poussé, non pas à mettre de l'eau dans mon vin, mais à mieux présenter désormais les faits et affiner mes interprétations.

### *Le tournant de 1975*

En 1976, en Italie, le mouvement antipsychiatrique est passé de la Révolution à la Réforme, de l'attente du grand soir à la loi organique de 1980 sur la fermeture des asiles.

Franco Basaglia a fait ce grand tournant au moment du compromis historique entre le Parti communiste italien et la gauche de la Démocratie chrétienne. Il s'est alors réconcilié avec l'un comme avec l'autre et il a rompu avec les mouvements de l'extrême gauche. Il a déclaré qu'il ne fallait plus lier le sort des malades mentaux à la lutte pour le socialisme, mais œuvrer ici et maintenant pour les libérer d'une oppression insupportable.

Notre petit groupe était réuni à Venise quand, de manière métaphorique, il nous a fait part de sa décision : il a déclaré simplement que le titre du futur livre *Carte de la honte* lui paraissait anachronique et misérabiliste et qu'il fallait le remplacer par *Carte de la honte et de l'espoir* et mettre désormais l'accent non plus sur la description de l'horreur actuelle mais sur toutes les tentatives d'en sortir.

Il a accepté le poste de directeur de la Santé mentale au ministère de la Santé italien, et là il a rédigé la fameuse loi 180 qui a fermé les hôpitaux psychiatriques en Italie. Son attitude réformiste intelligente lui a permis d'obtenir en grande partie ce qui avait toujours été son objectif. C'est en ces temps que, pour promouvoir la libération du fou, je pus voir, dans une petite ville de Vénétie, des militants humanistes de la Démocratie chrétienne et des militants communistes participer à une réunion commune. Les carabiniers et le sous-préfet démocrate chrétien chantaient *L'Internationale* et *La Bandiera Rossa* avec les communistes, le poing levé.

Un an plus tard, j'ai vu à Trieste une scène de violence qui m'a rempli de tristesse : Franco Basaglia, au cours d'un meeting international, s'est fait physiquement agresser par des ultra-gauchistes qui lui ont cassé deux côtes, l'ont traité de traître vendu à la bourgeoisie. La dégénérescence de ce mouvement m'a montré rapidement la clairvoyance de Basaglia, qui avait su s'en séparer à temps. Ce souvenir marque pour moi la fin d'une époque : celle des utopies, de l'idée que la honte asilaire ne serait définitivement éradiquée que dans un monde sans capitalisme. Il a contribué à redoubler mon ardeur pour lutter contre les violences institutionnelles ici et maintenant, indépendamment de mes rêves de lendemains qui chantent.

En Angleterre, le mouvement antipsychiatrique s'est délité avec la mort tragique d'Esterson et la défection de Laing, passé au mysticisme à l'indienne, et, disaient les malveillants, à la médecine mondaine. David Cooper, solitaire, est venu à Paris, où j'ai été heureux de pouvoir lui offrir un cours hebdomadaire à l'université de Vincennes.

Aux États-Unis, au début des années 80, nous avons assisté, stupéfaits, au spectacle donné d'une caricature d'antipsychiatrie à la sauce néo-libérale : pour des raisons budgétaires, Reagan a fermé des milliers de lits d'hôpitaux psychiatriques, et les malades, transformés en clochards, ont rempli les stations du métro de New York.

Je pense qu'actuellement, en France, le même danger nous guette : la tentation est grande de faire sortir de l'hôpital des patients incomplètement guéris, ce qui provoque des rechutes et des souffrances nouvelles aux malades et à leurs familles. La fermeture des lits que n'accompagne que pauvrement l'humanisation des services dépasse les objectifs justes d'il y a vingt ans, liés à la lutte contre la chronicisation.

Mais le phénomène déterminant, dont nous avons sous-estimé la gravité, fut, à partir de 1974, le début de la crise économique. Elle a subrepticement modifié les aspects de la délinquance juvénile et les « troubles du comportement » ; malgré quelques apparences contraires, elle a également entravé — et de plus en plus — le renouveau de la prise en charge éducative et thérapeutique de cette population. C'est elle qui me semble aujourd'hui la « cause première » de la lente agonie du CFDJ.

## MORT DU CFDJ DE VITRY

Notre CFDJ de Vitry était né dans une période de renaissance de la société française. Ce redémarrage s'accompagnait d'idées généreuses. La société avait l'impression qu'il fallait trouver sa place à tout le monde, que profiter de cette reprise était un droit, même pour les jeunes délinquants.

Cette ambiance rendait possible et socialement acceptable notre politique de gratification pour essayer d'adoucir et de combler, y compris sur le plan matériel, leurs manques psychologiques et leurs souffrances anciennes.

Mais surtout, cette société en expansion ignorait le chômage, même celui des jeunes. Nous pouvions trouver à nos adolescents et même à nos jeunes « anciens » des petits boulots qui assuraient une socialisation progressive. Aux garçons qui ne supportaient pas une ambiance scolaire, nous trouvions, sans trop de difficultés, une autre école ou des crédits pour une école privée. Les périodes de chômage chez nos travailleurs mécontents de leurs patrons ou dont le patron était mécontent ne duraient jamais bien longtemps et nous pouvions dire, sans hypocrisie : « Celui qui veut travailler peut travailler. » Ainsi, même s'il y avait des chômeurs à la maison, leur nombre était peu élevé, et leur chômage de courte durée. Nous pouvions affirmer que « l'instabilité professionnelle » n'était pas un mal mais une période quasi obligatoire dans la réadaptation, que nous prenions en compte dans notre stratégie.

Or, à partir de 1974, tout ce mécanisme s'est grippé. En 1982-1983, la situation s'était même totalement inversée.

En même temps, nous avons assisté, impuissants et plus ou moins conscients, à des modifications importantes dans la relation des jeunes à la société environnante. Les établissements scolaires supportaient de moins en moins les écarts de conduite de nos garçons, et ceci malgré leur discours sur l'universalité de l'école, lieu pour *tous* les enfants. En conséquence, les enfants qui ne pouvaient pas suivre telle ou telle école avaient plus de peine qu'avant à en trouver une autre. Cette évolution néfaste de l'école n'était en fait qu'un des aspects de la détérioration générale des services publics dans une société où l'expansion était terminée et où on commençait à sentir, obscurément puis ouvertement, les nécessités d'économie, de restrictions, longtemps déguisées en demandes de rationalisation.

La tolérance, la gentillesse, l'esprit d'ouverture, bref, ce dont Mai 68 était à la fois l'expression la plus belle et d'une certaine façon la caricature, commençait non seulement à disparaître mais à se changer en son contraire. Déjà on sentait venir le temps où nos adolescents seraient de plus en plus rejetés par la société, des solutions radicales prônées par certains ; notre attitude envers eux commençait à apparaître anachronique et notre patience était taxée de laxisme.

Pendant toutes ces années, malgré nos difficultés, nous étions encore écoutés. En 1979, mon article *Délinquance juvénile,* dans *Le Monde diplomatique*, eut un certain retentissement. J'y défendais les jeunes des quartiers pauvres devenus les boucs émissaires de la crise, je dénonçais la dramatisation entretenue par la presse à sensation, qui, confondant criminalité juvénile et petite délinquance, mettait en avant, de manière démagogique, le laxisme de la police, des familles et de l'État.

Avec le chômage, les exigences des patrons devenaient de plus en plus grandes ; les jeunes n'étaient pas encore mûrs pour comprendre le dur principe de réalité et la victoire du patronat sur les salariés que nous vivons actuellement. S'ils abandonnaient le travail plus vite qu'avant, nous ne pouvions plus comme jadis leur en trouver un autre très rapidement. La situation était bloquée.

La pauvreté, voire la misère que nous avions cru voir disparaître dans notre pays, réapparaissait progressivement. La paupérisation absolue était précédée par une paupérisation relative aussi douloureuse : les médias renchérissaient dans l'étalage de magnétoscopes, d'appareils raffinés, de vacances, motos, voitures, etc. Nos jeunes, fragiles psychologiquement, ne pouvaient que succomber à ce matraquage publicitaire et souffrir de plus en plus du décalage entre leurs possibilités, qui ne cessaient de se restreindre, et leurs désirs, sollicités de toute part. La délinquance semble leur être apparue de plus en plus comme la seule solution pour échapper à la fois au chômage, à la misère et à une vie monotone qu'ils ne supportent pas plus que quiconque...

En même temps, notre stratégie axée sur le droit à l'épanouissement sexuel commençait à s'essouffler.

Le schéma sur lequel était née notre période héroïque pouvait se définir grossièrement et de manière simpliste par la formule : « Je te donne accès à la sexualité, tu me rends ta délinquance » : nous leur favorisions cet épanouissement, moyennant quoi ils nous abandonnaient leurs conduites asociales. Or, dans les années 70, l'âge d'entrée dans la sexualité a baissé et le nombre de garçons arrivant puceaux à Vitry singulièrement diminué. Avec la banalisation de la relation sexuelle, même la culpabilité masturbatoire, jadis classique, devenait de plus en plus rare. Nous n'apparaissions plus comme des bienfaiteurs.

Un des phénomènes qui précipita la chute de Vitry,

le véritable coup de grâce, fut l'apparition de la drogue. Pendant quelques années, et nous n'en étions pas peu fiers, Vitry constituait un quasi-havre dans un monde où la drogue atteignait de plus en plus les adolescents normaux et encore plus ceux qui étaient perturbés. Elle fit avec retard une apparition massive et nous trouva complètement désarmés. Nous ne pouvions lui opposer qu'une stratégie patiente : proposer sans imposer des solutions alternatives. Or, la pharmacodépendance se comportait comme une maladie contagieuse : chaque nouvel adepte, victime des trafiquants extérieurs au foyer, devenait à son tour missionnaire des nouveaux paradis ; ce prosélytisme imposait une véritable course contre la montre, dont nous n'avions pas les moyens.

Les difficultés d'insertion et plus encore la drogue amenèrent au foyer la violence, celle des défoncés et celle des états de manque. Cette montée constante de la violence s'amplifia encore pour des raisons propres au fonctionnement de l'institution.

Sous la pression des autorités de tutelles, heureuses d'avoir une maison de haut niveau disposée à accepter aussi les garçons les plus difficiles, mais également sous l'emprise de notre propre mégalomanie thérapeutique alimentée par nos succès, nous avions assoupli nos règles et laissé le recrutement s'orienter vers un nombre trop important de garçons hyperviolents. Quelques nouvelles recrues arrivées en même temps conquirent une position de leaders opposés à l'équipe éducative et sabotèrent le travail de béquillage des « piliers » restés fidèles [15].

Le mode de fonctionnement qui avait été le nôtre pendant vingt-cinq ans a atteint alors ses limites. Les doubles fonctions de Joe Finder, directeur et psychothérapeute, dont l'harmonie était une des bases de notre pédagogie curative, sont devenues contradictoires, et Joe allait répétant : « Si je sévis pour soutenir les éducateurs anxieux, je perds mon influence thérapeutique. » Notre refus éthique de procéder comme les maisons ordinaires, de « couper la branche pour sauver l'arbre », c'est-à-dire d'abandonner un garçon même s'il avait rompu le contrat, ont augmenté encore nos difficultés, et les éducateurs débordés ont fini par se retourner contre l'institution. La fermeture fut demandée en mars 1983, par le conseil d'administration lui-même, contre l'avis de nos autorités de tutelle.

Le CFDJ de Vitry était mort, mais notre réputation et notre réseau d'amitiés furent suffisamment puissants pour obtenir une nouvelle autorisation et un prêt important pour refonder un foyer beaucoup plus éloigné de Paris, au Plessis-Trévise, où les conditions de travail se sont vite révélées différentes. La distance, une certaine fatigue, la mort de Claude Martin ont fait que j'y ai consacré beaucoup moins de temps qu'à Vitry ; je n'ai pas réussi à m'y investir vraiment. Mes souvenirs de Vitry, bien que plus éloignés dans le temps, demeurent infiniment plus vivants.

### *La lutte contre les violences institutionnelles est toujours d'actualité*

Quelques années plus tôt, mon ami Pierre Straus avait introduit en France la notion d'« enfant maltraité ». En 1979, il me proposa de devenir membre fondateur de l'Afirem, section française de la Société internationale pour la défense de l'enfant maltraité.

Curieuse coïncidence, je venais d'être interpelé par une enseignante de Liévin qui m'avait raconté des horreurs concernant un internat tenu par un curé intégriste et néo-nazi. Je me rappelle encore cette première réunion de l'Afirem, dans une salle remplie à ras bord, où assistantes sociales, éducateurs et psychiatres n'avaient à la bouche que la maltraitance intrafamiliale. Cette enseignante, mon collaborateur Pascal Vivet et moi qui la soutenions, étions les seuls à oser parler d'une *institution* maltraitante.

Oh surprise, le thème du troisième congrès international (premier de la section française) ne fut pas, comme d'habitude, la maltraitance familiale, mais « Les enfants maltraités en dehors du milieu familial ». C'est donc tout naturellement que je suis devenu le responsable de la phase préparatoire de cette grande réunion. Le sujet des violences institutionnelles est devenu central dans mon travail, et mon cri d'indignation, mal reçu en 1978, s'est transformé en une dizaine d'articles, conférences, interviews réputés sérieux, dont le premier a été publié en français aux États-Unis [16].

À l'occasion de ce congrès, j'ai organisé un petit groupe de travailleurs sociaux qui s'est lancé dans une véritable recherche-action militante. Il s'agissait de décrire les institutions qui nous paraissaient les plus violentes [17], et qu'on commençait à nous signaler d'un peu partout : institutions pour déficients mentaux où régnait de manière sectaire le courant behavioriste, maisons où des jeunes filles étaient victimes d'une morale et de méthodes éducatives dignes du XIX^e^ siècle, plus rarement des foyers de la DASS où les violences étaient patentes. Ce travail théorique et pratique a duré dix ans, pour aboutir à la parution de notre livre *Aimer mal, châtier bien.*

Ces multiples rencontres m'ont permis de mieux comprendre les problèmes sans me limiter aux cas les plus caricaturaux. Il ne s'agissait plus de condamner, mais de rendre des professionnels conscients de la violence de leur action, de prévenir des dérapages, voire d'aider des institutions qui nous en faisaient elles-mêmes la demande à réfléchir sur cette question. La notion de « violence » s'est élargie aux négligences, insuffisances et dysfonctionnements qui rendent les institutions antithérapeutiques et entravent l'épanouissement des enfants qui y sont placés.

Ce n'est pas le lieu ici de développer davantage mon modeste apport à la théorie et la pratique de la lutte contre les violences dans les institutions sous tutelle du ministre des Affaires sociales, j'y ai déjà consacré un livre et de nombreux articles. Presque trente ans après mes premières prises de parole, le concept de violence institutionnelle a d'ailleurs fini par s'imposer au niveau ministériel. Une « grande messe » a été organisée fin 1998 sur ce sujet et j'ai eu la joie de participer à la commission de la direction d'action sociale qui éditera bientôt un petit manuel pour mieux aider et contrôler les institutions en ce domaine. Cependant, dès 1990, lecteurs et amis ont commencé à me reprocher une omission de taille : la description critique de l'école. Je n'avais effectivement pas osé m'y intéresser, craignant trop que mon propre vécu scolaire ne me rende injuste envers cette vénérable institution...

J'ai cru pendant longtemps que j'avais eu de la chance avec l'école : j'en ai fait beaucoup moins que la moyenne des universitaires français. En effet mes parents, en bourgeois un peu frileux, avaient préféré donner jusqu'à l'âge de neuf ans à leur « petit dernier » des précepteurs à la maison. Je n'ai donc connu ni le joyeux choc de la maternelle ni celui de l'entrée à la grande école à l'âge de raison. À neuf ans, peut-être étais-je plus résistant. Je me rappelle pourtant encore l'air féroce du professeur de dessin chargé d'évaluer mon niveau, qui, après m'avoir demandé de dessiner un canard, avait déclaré : « On ne fera rien de cet enfant, son canard ressemble à un avion. » Il m'a fallu cinquante ans pour oser redessiner un canard... Mon autre « chance » fut la guerre : j'ai quitté officiellement l'école à la fin du collège ; mes études, ensuite, ont été clandestines. Ces six ans d'école ont été une expérience si douloureuse que j'avoue avec honte avoir accueilli presque avec joie l'annonce de la guerre qui mettait fin à ma scolarité le 1er septembre 1939...

Finalement, objectif ou pas, je n'ai pas pu éviter, en 1996, un retour tardif à l'école, ou plutôt à la problématique scolaire.

### « La violence des élèves augmente [18] ! »

Ce qui m'a vraiment décidé à prendre le taureau par les cornes et à dénoncer la violence du système scolaire vis-à-vis des élèves en difficulté, c'est la façon « marketing » dont les médias ont mis en avant un autre phénomène : la violence des jeunes dans les écoles. À les en croire, la vie y devenait impossible, submergées qu'elles étaient par une vague déferlante de délinquance et d'agressivité des élèves. Les journaux, la radio, la télévision se sont mis à titrer presque quotidiennement : « La violence des élèves augmente et atteint des enfants de plus en plus jeunes. »

Cette campagne était contemporaine de celle qui prenait une nouvelle fois pour cible la délinquance juvénile. Le lendemain d'un fait divers particulièrement horrible où deux adolescents en ont massacré un troisième, j'ai reçu un coup de téléphone d'une journaliste d'un grand hebdomadaire. Elle m'a demandé : « Docteur, pouvez-vous nous dire ce que ce fait divers nous apprend sur l'adolescence d'aujourd'hui ? » La même semaine, un autre fait divers était abondamment médiatisé : en Écosse, un homme de quarante ans avait tué dans une maternelle quinze élèves et la maîtresse. J'ai répondu à la journaliste : « Madame, je comprends mal votre question. Il y a en France douze millions de mineurs, quelle conclusion voulez-vous que je tire sur cette population à partir d'un fait divers unique, d'une fréquence quasi nulle ? Pourquoi n'avez-vous pas téléphoné pour savoir ce que le fait divers survenu en Écosse nous apprend sur les Écossais ou sur les hommes de quarante ans en général ? »

Cette année-là, en France, trois meurtres étaient commis par des mineurs de dix-huit ans, comme chaque année. Bien que cette réalité soit atroce pour les victimes et leur famille, ce chiffre est statistiquement insignifiant dans un pays de plus de cinquante millions d'habitants. En même temps, environ mille jeunes se sont donné la mort volontairement, et cela n'a fait aucun gros titre. Face à cette violence des jeunes, seules des mesures répressives étaient envisagées. Cela m'a révolté. Pour faire entendre un autre son de cloche, j'ai commencé à me documenter sérieusement sur cette problématique devenue « fait de société ».

Mes relations conflictuelles avec le milieu scolaire, mais aussi mes contacts amicaux avec certains enseignants, ne datent pas d'aujourd'hui : dès 1960, je m'étais trouvé confronté à l'école par le truchement de mes patients qui étaient souvent des « échecs scolaires », et par le travail avec les adolescents de Vitry. C'est là que j'avais compris son incapacité à intégrer non seulement les handicapés mais aussi les enfants maltraités par la vie, qu'au lieu d'aider, elle sanctionnait ou rejetait une deuxième fois.

En 1983, j'ai pu exposer notre « pédagogie du détour » devant des centaines d'enseignants réunis aux grandes assises de l'Éducation nationale, organisées par le regretté ministre du premier gouvernement socialiste, Alain Savary. À cette occasion, beaucoup m'ont dit combien ils étaient démunis devant les adolescents en difficulté, et préoccupés par le fait que ni la hiérarchie ni l'institution dans son ensemble ne prenaient en compte ce problème. D'autres, après la publication de mon livre *Aimer mal, châtier bien*, se sont dits « frustrés » que je n'y parle pas de l'école ; ils m'ont invité dans leur établissement, visiblement non violent, pour discuter, et peut-être pour prévenir la violence, d'où qu'elle vienne. Certains, souvent des jeunes, sont venus dans mon bureau pour me signaler des abus commis dans leur école. Plus que l'acte de tel ou tel enseignant, la protection dont celui-ci a joui de la part de la hiérarchie scolaire m'a paru révoltante. Vers 1995, j'ai fait la connaissance de Bernard Defrance [19] et j'ai lu ses livres, qui m'ont permis d'approfondir ma réflexion.

Enfin, en 1996, je me suis plongé dans l'étude des mille deux cents pages des rapports rédigés à l'intention conjointe des ministères de l'Éducation nationale et de l'Intérieur [20]. J'ai pu constater que les actes délictuels (coups et blessures ayant entraîné une incapacité supérieure à huit jours, viol individuel ou en groupe) restaient exceptionnels. La fréquence des attaques contre les biens (si l'on exclut les tags et les graffitis sur les murs) restait stable. Ce qui augmentait, c'étaient les injures, les menaces, le manque de respect et la désobéissance, bref tout ce qu'on appelle maintenant l'incivilité. Les enseignants n'étaient pas les premières victimes des agressions physiques : augmentait en effet d'une manière inquiétante la fréquence du racket. Celui-ci peut entraîner des séquelles psychologiques chez leurs victimes qui nécessitent souvent une prise en charge psychothérapique. Je ne m'appesantirai pas davantage sur la description de ces conduites violentes, il me paraît plus utile d'en explorer les causes.

## Facteurs extra-scolaires

La violence juvénile est un phénomène complexe dû à une multitude de facteurs qui se renforcent les uns les autres. La plupart d'entre eux, bien évidemment, ne relèvent pas de l'école. Le premier est biologique : il est lié à l'irruption de la sexualité, à la montée de la testostérone chez les garçons et avec elle l'apparition de pulsions agressives parfois difficiles à maîtriser ; celles-ci, quand tout va bien, sont canalisées dans des activités ludiques, sportives, intellectuelles. À ces phénomènes pubertaires s'associent d'autres facteurs plus psychologiques : la reviviscence des conflits œdipiens, la quête identitaire et ses aléas, une phase d'opposition quasi naturelle à cet âge.

Existe-t-il des traits biologiques capables d'expliquer le comportement des plus violents ? Des scientifiques continuent à chercher chez eux des facteurs génétiques spécifiques. À la « dégénerescence héréditaire » du XIXe siècle, tombée en désuétude à cause des abus meurtriers commis en son nom par les nazis, a succédé le plus moderne « tout est dans les gènes », qui exercent leur toute-puissance à travers les neurones et les neurotransmetteurs [21]. Présentée et vulgarisée de manière totalisante, cette explication a l'avantage de déculpabiliser les familles au sein desquelles naît la violence. Elle permet également dans le meilleur des mondes capitaliste (mais c'était déjà sa fonction en Allemagne nazie et en Union soviétique) de mettre hors de cause le système social avec ses exclus, sa terreur, sa violence, son chômage, son insécurité de l'avenir.

Je pense que tout est loin d'être faux dans ces théories génétiques [22]. Mais il faut qu'elles abandonnent plus franchement et plus résolument le principe de causalité (les gènes induisent des comportements) pour raisonner en termes de risque, de prédisposition, de susceptibilité ou de vulnérabilité. On commence à entrevoir l'existence d'archipels de gènes qui rendent le système nerveux central plus fragile chez tel nouveau-né, tandis qu'un autre supportera avec moins de dégâts les mêmes aléas épigénétiques, comme une maman pénible ou un policier sadique.

Bien plus connues dans les milieux éducatifs et médico-sociaux sont les thèses psychogènes qui mettent l'origine de la violence sur le compte de la famille. Pour certains, tout est de la faute du papa. C'était la « carence d'autorité paternelle », très à la mode dans les années 60 ; on la retrouve, présentée comme cause unique de tous les maux qui nous accablent, dans certains discours psychanalytiques qui mettent la Loi à toutes les sauces. Ce maître mot se traduit dans les chaumières par l'éternel « Tapez bien vos gosses si vous voulez qu'ils soient gentils, obéissants et bons élèves. » Certains hommes politiques s'y réfèrent même pour demander qu'on punisse les parents rendus incapables d'exercer leur autorité parentale. Ils font semblant d'oublier que ce sont les laissés-pour-compte de l'économie de marché qu'ils veulent punir une deuxième fois [23].

Pour d'autres, tout est de la faute de la maman. C'est la carence ou le gauchissement de la relation objectale. Lorsque la mère donne des réponses trop inadéquates, quand elle n'est pas « suffisamment bonne » (Winnicot), l'enfant se sent mauvais, incapable de nouer des relations qui le protégeraient de sa violence. On reconnaît ici les problèmes de l'abandonnisme, non pas massif, mais tel qu'il peut être vécu dans la tête d'un enfant quand la mère le laisse crier pendant une heure parce qu'elle n'a pas le temps de s'en occuper.

Pour d'autres encore, c'est toute la famille qui est concernée. Sans parler de la véritable maltraitance familiale, dont le rôle dans la genèse de la violence des enfants ne peut être mis en doute, on décrit à juste titre toutes sortes de systèmes plus ou moins complexes (Bateson, Watzlawik) où la violence de l'enfant et de l'adolescent est une réponse au dysfonctionnement subtil de toute la cellule, sans oublier les grands-parents, les oncles, les tantes et toute la fratrie. Mais ailleurs, les descriptions mettent surtout en avant le caractère « anomique » de la famille au sein de laquelle naissent la violence et l'échec scolaire ; celle-ci se caractérise avant tout par l'incohérence éducative, que l'on rencontre, par exemple, chez certaines mères débordées de travail qui passent très rapidement d'un registre affectueux : « Mon chéri, heureusement que tu es là » au registre violent, voire agressif : « Mais qu'est-ce que j'ai fait au bon Dieu pour avoir un gosse pareil ? » Ce comportement « fabrique » des enfants qui ont beaucoup de peine à se soumettre à une loi [24]. Au-delà de toutes ces explications, et c'est là que l'arbre de ces théories raffinées cache la forêt des évidences, la plus grande violence comme les plus grands échecs se trouvent chez les enfants sans famille, qui, pratiquement abandonnés par leurs parents, ne peuvent trouver une famille d'adoption, ballottés entre les institutions, les nourrices et de brefs séjours chez leur mère naturelle [25].

Les travaux sociologiques, moins nombreux, montrent comment la société pousse les enfants à devenir violents. Ils décrivent bien le mal de vivre dans les cités, les conditions de vie de plus en plus difficiles des familles dans les quartiers pauvres, avec le chômage, l'absence de perspectives, l'habitat désastreux, sans parler des difficultés linguistiques qui aggravent souvent cette situation. Tout cela ne peut que retentir sur la vie scolaire. Parmi ces travaux, j'aimerais citer celui de Chamboredon [26], qui expliquait comment l'enfant d'une famille rejetée est aussitôt criminalisé par le gardien d'immeuble, les voisins, les commerçants, la police, comment le moindre vol, relevant d'interprétations psychologiques chez l'enfant de bonne famille, cataloguera immédiatement l'enfant de famille marginale comme « futur délinquant ». N'oublions pas, enfin, que les causes sociologiques apparaissent toujours par le truchement de la psychologie individuelle (voir plus haut)[27].

Il y a du vrai dans toutes ces théories, et j'ai peut-être eu tort d'en parler en termes un peu badins. Le drame est que, trop souvent, les partisans de chacune d'elles ne sont pas capables d'une vision globale de l'enfant et de son histoire, et ne voient qu'une source unique dans des maux dont l'origine est toujours très complexe, ce qui explique certainement l'inefficacité des prises en charge.

La plupart de ces causes extra-scolaires, et surtout les causes sociologiques, sont généralement admises par le corps enseignant, d'autant mieux qu'elles le mettent hors de cause ; elles alimentent même à l'intérieur de l'école un discours : « Ce n'est pas à nous de traiter toute la misère née dans les banlieues qui nous entourent. » Ce discours plein de bon sens dispense de regarder de plus près ce qui se passe dans l'école. Rares sont encore les sociologues et les enseignants qui osent en parler comme source de violence.

Or, dans les banlieues chaudes où sévit la délinquance juvénile, on trouve côte à côte des écoles où règnent la violence et l'échec scolaire, où l'on demande le secours des policiers, et d'autres écoles qui sont de véritables havres de paix. J'en ai visité moi-même, et on signale leur existence dans les rapports du ministère. Il y est noté que la répartition des violences scolaires suit la carte des violences urbaines, mais ne s'y superpose pas complètement. Quel est donc le facteur différentiel ? C'est l'école elle-même. Les « havres de paix » jouissent tous du même curieux concours de circonstances : ils ont un principal qui aime les enfants et qui sait travailler en harmonie avec un personnel décidé à se mettre réellement *au service* des élèves [28]. Le mieux est qu'ils y réussissent ! Il est donc légitime de conclure, a contrario, que les autres écoles *pourraient* s'y prendre autrement, plutôt que de rejeter toute la responsabilité sur l'environnement. Je suis loin de nier la difficulté du travail avec des jeunes qui ne sont pas des anges, mais peut-être seraient-ils un peu moins diables s'ils sentaient que l'école fait tout ce qu'elle peut pour « leurs intérêts supérieurs [29] » et non pour faire perdurer l'institution elle-même.

## VIOLENCES DE L'ÉCOLE ENVERS LES JEUNES

Je pense que l'institution scolaire trouverait plus facilement des solutions autres que policières si, au lieu de se centrer sur ce qui gêne le plus les adultes : la *violence* et l'incivilité des jeunes, elle mettait au centre de ses préoccupations la *souffrance* de ces mêmes jeunes, qui engendre aussi bien l'auto-agressivité (suicide, échec scolaire) que l'hétéro-agressivité.

Ce mal-être, l'école, faute de le repérer, l'aggrave. Quand les enseignants sauront reconnaître comme signe de souffrance aussi bien la baisse du rendement scolaire qu'un changement de comportement, ils pourront, au lieu d'humilier ou d'exclure, ouvrir au moins un dialogue, si les conditions locales ne permettent pas encore une prise en charge psychologique [30]. Cette ouverture au dialogue ne doit pas signifier une psychothérapie au rabais, qu'on ne peut exiger des enseignants. Un service de santé scolaire étoffé, réformé, et non rapiécé par des réformettes, pourrait prendre en charge les cas les plus complexes. J'ignore malheureusement s'il est plus économique d'engager un psychologue qu'un policier à plein temps.

Agissant comme machine à exclure avant d'agir au service de l'enfant, l'école sanctionne par l'échec scolaire tous les enfants fragilisés par les causes citées plus haut ; elle les enferme encore davantage dans la marginalité dont ils sont issus. Des expériences pourtant nombreuses ont montré concrètement la possibilité de briser le cercle infernal. Au Portugal, après la révolution des œillets, des groupes d'enseignants très motivés ont pu trouver des méthodes de discrimination positive : en leur offrant des tâches qu'ils pouvaient réussir, ils ont permis à des enfants analphabètes de croire en leurs possibilités et de renouer avec l'école. La *Lettre à une maîtresse d'école*[31] des enfants de Barbiana relate une expérience analogue faite avec des enfants de la banlieue de Milan. En France, la pédagogie active est dispensée depuis longtemps dans des écoles dites encore « expérimentales ». Au contraire, dans l'école traditionnelle se perpétuent les diagnostics humiliants : « élève faible », « incapable de suivre », souvent prodigués par des enseignants qui refusent d'écouter les élèves « parce qu'ils ne sont pas psychologues[32] »... Ils n'engendrent que désespoir et confortent l'enfant dans une mauvaise image de lui-même, si prégnante chez les adolescents violents que j'ai connus à Vitry.

Les commentaires humiliants, souvent publics, visent parfois — outre le psychisme — le physique et même l'origine d'un enfant (je pense à une petite élève portugaise à qui son maître avait expliqué qu'elle était par hérédité, « dans le sang », vouée aux fonctions de femme de ménage). Ces humiliations relèvent du mécanisme psychique « d'identification à l'agresseur », notion inventée par la grande psychanalyste Anna Freud qui se révèle très féconde pour comprendre la transmission intergénérationnelle des violences et des mauvais traitements[33].

Au-delà de leur caractère individuel, ces remarques s'intègrent dans l'idéal séculaire de l'enseignement. L'école dévalorise les enfants parce que le sentiment d'insuffisance et la culpabilité sont considérés comme un ressort important de l'apprentissage et de la bonne éducation. Pourtant, on le sait de mieux en mieux, ils ne font qu'aggraver l'angoisse des plus fragiles et endurcir ceux qui deviennent insensibles à la souffrance d'autrui et prêts à perpétuer les relations de force et de mépris [34].

Le manque de considération de certains enseignants vis-à-vis de leurs élèves est si ancien qu'on ne peut lui attribuer l'augmentation actuelle des incivilités à leur égard. Depuis l'orée des temps, cette pédagogie d'autorité et de dévalorisation était considérée comme allant de soi et soutenue par les familles. Deux phénomènes aujourd'hui expliquent qu'elle ne le soit plus. Le premier est la rupture de l'alliance séculaire qui unissait l'école et la famille. Autrefois le discours des uns et des autres était : « Si tu travailles mal à l'école, tu seras puni, mais plus tard tu le seras encore plus par l'absence de diplôme. Il faut obéir, se taire et travailler. » Les diplômes ne suffisant plus aujourd'hui pour trouver une place dans la société, nous assistons à l'effritement ou à la rupture de cette alliance, avant tout dans les milieux populaires. Là, l'école est en train de perdre son image intégratrice : des parents qui tapaient leurs enfants à l'arrivée du mauvais bulletin en arrivent aujourd'hui à taper... le maître [35]. Entre l'économie ultra-libérale qui appauvrit et marginalise les travailleurs et l'école qui ne prépare plus à un emploi rémunérateur, il était quasi inévitable que les jeunes et même les enfants de tous ces quartiers, démunis avant d'être chauds, se tournent vers une source de profits apparemment plus sûre : la Mafia ici et là, le trafic de drogue et la délinquance chez nous. Dans les quartiers chauds, on sait que le trafic de cocaïne rapporte beaucoup plus d'argent que le RMI ou un travail précaire. N'ayant rien à proposer, les parents ferment alors les yeux, se disent impuissants à empêcher leur enfant de mal tourner et « démissionnent » de leur rôle traditionnel d'auxiliaire de la discipline scolaire.

Un deuxième changement profond est l'inadéquation de plus en plus grande, voire parfois la faillite, d'un modèle d'éducation qui avait pour but unique la transmission des savoirs et des valeurs ancestrales et, comme moyen pour atteindre ce but, l'obéissance, alors érigée en valeur suprême[36]. Ce modèle a tenu pendant des millénaires et domine encore les sociétés rurales. Il convenait parfaitement tant qu'il s'agissait de transmettre un savoir plus ou moins figé. Mais de nos jours, dans une société où des jeunes apprennent de plus en plus vite ce que leurs aînés ignorent, l'autocratie devient de plus en plus obsolète. Il s'impose aujourd'hui de former les enfants pour un monde qui change. Pour cela, il faut leur enseigner l'esprit d'initiative, leur apprendre à critiquer l'acquis, leur donner la capacité d'aborder toute leur vie des phénomènes nouveaux. Le professeur, pour y parvenir, doit savoir quitter sa position classique de source de tout savoir, de tout pouvoir, et adopter une attitude plus humble et beaucoup plus difficile de guide ou de mentor. Il doit comprendre que les erreurs de l'enfant peuvent être riches d'avenir et apprendre à les recevoir comme telles.

Cette pédagogie active est manifestement incompatible avec une relation maître-élève purement verticale ; elle ne s'accommode pas davantage d'un copinage libertaire ou d'une prise de pouvoir par les durs de la classe. Elle exige en fait une relation de respect réciproque et, pour y parvenir, l'introduction d'une véritable *éducation* à la démocratie. Bernard Defrance, enseignant et pédagogue, a excellemment travaillé ce sujet[37], et montré que « l'éducation à la citoyenneté passe non par des “cours” de civisme ou de “morale”, mais par une véritable mise en pratique quotidienne de la loi ». Malheureusement, dans son fonctionnement institutionnel, l'école, remarque Defrance, contredit très souvent ces principes élémentaires. Ainsi, *la loi doit être la même pour tous*, et pourtant l'adulte peut s'autoriser, dans certaines limites ; un retard, l'élève, lui, doit toujours justifier le sien... *Nul n'a le droit d'être juge et partie* et pourtant un même professeur enseigne et évalue le niveau de connaissance des élèves ; dans ce système, l'élève cherche avant tout à plaire à tel enseignant ; il n'apprend pas à se soumettre à une loi, mais à la personne qui a le pouvoir[38]. *Nul*, enfin, *ne peut se faire justice soi-même,* comment éviter que la punition de l'enseignant ne passe pour une vengeance et n'entraîne à son tour la violence ?

À côté des remèdes purement répressifs, des tentatives se font d'ailleurs timidement jour aujourd'hui pour combattre les dysfonctionnements de l'école et diminuer le mal-être des élèves. Des instances de médiation s'organisent pour arbitrer les conflits opposant professeurs et élèves, ou les élèves entre eux, et pour éviter qu'ils ne dégénèrent. Un allègement des programmes a commencé, des parcours « diversifiés » tentent d'adapter l'enseignement à la réalité des élèves en difficulté. Je crains cependant que ces réformes ne se heurtent à l'immobilisme des enseignants trop jaloux de leurs prérogatives, d'autant plus que toute individualisation de l'enseignement est un leurre si on ne diminue pas le nombre d'élèves par classe et surtout si on n'étoffe pas les structures de santé scolaire, excellent lieu de dialogue[39].

Il serait urgent d'organiser enfin une véritable formation des enseignants qui faciliterait leurs relations avec les adolescents[40]. Ils y apprendraient à gérer les conflits, les reconnaître comme une forme de langage, distinguer les situations où il faut s'abstenir et celles où une intervention est nécessaire. Dans les havres de paix des zones chaudes dont j'ai parlé, cet effort important au niveau pédagogique et humain est réalisé ; les rapports entre professeurs et élèves sont radicalement transformés.

Il ne me paraît donc pas impensable que l'école arrive, un jour, à diminuer, au lieu de l'aggraver, la souffrance des élèves en difficulté. Lorsqu'on voit les progrès de l'humanisation dans les hôpitaux pour enfants, on peut légitimement espérer que l'école, elle aussi, devienne un jour un lieu plus humain, un lieu où l'enfant, quelles que soient ses insuffisances, aura droit au respect.

## KORCZAK ET LES DROITS DE L'ENFANT

*Le Droit de l'enfant au respect*, c'est le titre d'une plaquette géniale et visionnaire rédigée en 1929 par Korczak. Quand je l'ai lue en français, presque quarante ans après ma lecture du *Roi Mathias I*er et de *La Petite Revue*, j'ai épousé d'emblée les idées de ce grand pédagogue. Il m'a paru exprimer ce que je ressentais depuis toujours, y compris dans mon travail à La Roche-Guyon.

> *Rien n'inspire* a priori *le respect de l'enfant : il est petit, faible, dépendant, ignorant ; il ne possède rien à lui ; et, de surcroît, nous le jalousons parce qu'il sera encore vivant quand nous serons morts*[41] [...].

L'enfant mérite le respect malgré et à cause de tout cela. Respectons-le, écrit Korczak,

> [...] *pour sa laborieuse quête de savoir, pour ses échecs et pour ses larmes, pour les mystères et les à-coups de ce dur travail qu'est la croissance* [...] *Même si le futur homme parfait hante nos rêves, ayons du respect pour son présent* [...] *Laissons-le, confiant, boire la gaieté du matin.*

Le droit au respect, non officiel, non légal, sous-tend tous les autres droits qu'on peut accorder à l'enfant ; il est le seul à le protéger contre la toute-puissance d'un adulte, même quand celle-ci reste masquée derrière l'amour.

Dès son premier livre pédagogique au titre provocateur, *Comment aimer un enfant* (1917), Korczak a montré que sans respect l'amour ne vaut rien : il y a autant d'amours mortifères que d'amours capables de donner la vie. Il demande d'observer l'enfant avec minutie et amour, sans se moquer de ses désirs irréalisables ou de ses questions déplacées. Il nous propose, pourrait-on dire, de lutter contre cet oubli de notre propre enfance qui fait de nous de véritables étrangers par rapport à nos propres enfants...

Son orphelinat, créé en 1912, reste encore un modèle de pédagogie anti-autoritaire mais non laxiste basée sur ce respect de l'enfant. Chaque pupille y apprenait très vite ses devoirs, mais aussi ses droits, y compris le droit à l'erreur. Bien avant le CFDJ de Vitry, Mai 68, et la Convention internationale des droits de l'enfant, les pensionnaires participaient activement à la marche de la maison, jouissaient d'une liberté d'expression (par exemple journal mural) et pouvaient former ce fameux Tribunal qui jugeait, en général pour pardonner, les plaintes, y compris celles contre les adultes. Dans le ghetto, cet orphelinat était devenu pour ses deux cents pensionnaires le seul endroit où ils pouvaient survivre à la famine et même goûter un peu de bonheur, dans ce monde où les rues étaient jonchées d'autres enfants morts de faim ou de froid[42].

Sans avoir explicité la nécessité de l'amour dans l'éducation de l'enfant, Korczak l'a montré pourtant concrètement, au ras de la vie quotidienne, pendant les quarante ans de sa pratique avec les enfants traumatisés par la vie dont il avait la charge. C'est pourquoi il est devenu, pour Joe Finder et moi-même, une excellente source d'inspiration pour lutter contre les tendances qui commençaient à se faire jour peu avant 1980 : celles qui voulaient faire de l'éducateur un pur technicien de la relation, tête remplie de concepts et cœur aussi vide que possible[43]. Ce courant continue à faire des ravages tant dans le secteur sanitaire que dans le secteur social. Heureusement, il n'a jamais réussi à s'imposer véritablement. Les gamins ne sont pas plus bêtes que nous ; quand ils voient un technicien de la relation, ils le craignent, le haïssent, ou le considèrent comme nul et non avenu. Un jeune a besoin de sentir qu'on l'aime ; il est capable de faire la différence entre l'amour des parents et celui des professionnels[44]. Dire que « si on aime les enfants, on se substitue aux parents » n'est pour moi qu'un substitut de l'idée, plus vulgaire, qu'on ne peut aimer l'enfant d'un autre sans être un pédophile. Or, on peut très bien l'aimer d'une autre manière : *l'amour pédagogique, l'amour thérapeutique existent.* Korczak en faisait magnifiquement preuve, et il n'était pas pédophile.

Mais si Korczak est actuel encore aujourd'hui, c'est également parce que *Le droit de l'enfant au respect* fait de lui le précurseur du mouvement qui a abouti en soixante-dix ans à la Convention internationale des droits de l'enfant. Dès 1911, il comparait les enfants aux peuples coloniaux opprimés par les puissances européennes ou aux ouvriers opprimés par les patrons. Sa philosophie, ou plutôt sa vision de l'enfant comme personne humaine « pour soi » et « en soi », et pas seulement comme adulte en devenir, reste encore une des bases non dites de cette convention. Le projet soumis par la Pologne à l'Assemblée générale de l'ONU en 1979 se référait d'ailleurs explicitement au travail de Korczak[45] : il incluait des articles spécifiques concernant les droits civiques des enfants, entre autres le droit d'expression, c'est-à-dire le droit d'émettre son avis sur tout ce qui le concerne, ou même sur le sort de la cité qu'il habite.

Cette année 1979 fut pour moi très importante : elle me permit de synthétiser mon « militantisme » contre les violences institutionnelles avec mon activité pour répandre les idées de Korczak [46] ; cette synthèse avait pour nom « Lutte pour les droits de l'enfant ».

J'ai rencontré peu après Nigel Cantwell, haut responsable de l'Unicef, qui m'a paru d'emblée « faire du Korczak » sans l'avoir connu. Il créa à Genève, pour faire avancer la commission chargée par l'ONU de rédiger la Convention, une ONG consacrée spécifiquement à la défense des Droits de l'enfant, une sorte d'Amnesty International pour enfants dont je fis partie, entraîné par son action militante concrète.

La crainte d'une dépossession de la famille et son remplacement par la toute-puissance d'un État totalitaire firent militer certains philosophes contre la Convention. Pourtant, les rédacteurs ont tout fait pour empêcher les possibilités d'une telle dérive, en affirmant que la famille reste le gardien « naturel » des droits et des intérêts supérieurs de l'enfant. D'autres, moins bien intentionnés, militent contre la Convention parce que l'idée même de considérer un enfant comme un sujet de droit ou comme une personne méritant la considération leur répugne, comme mettant en cause la sacro-sainte autorité des adultes. Ceux-là accusent la Convention, Korczak, et tous ceux qui respectent les enfants de laxisme ; ils proclament que toute perte d'autorité et de pouvoir tant dans la famille que dans l'État est la racine de tous les maux dont souffre notre société. Ils répètent de manière quasi stéréotypée « pas de droit sans devoirs » alors que ni Korczak ni les partisans de la convention ne mettent en cause ces devoirs. Ils agitent le spectre de l'enfant-roi, qui terrorise ses parents, ses maîtres, ses pairs. Je ne crois pas que l'heure soit venue de se lamenter sur « l'enfant-roi », alors qu'il y a tant d'enfants battus à la maison, terrorisés à l'école, abandonnés dans la rue, prostitués, affamés, maltraités, exploités, victimes de la guerre... En réalité, le prétendu enfant-roi est cet être comblé de biens matériels qui ne remplaceront jamais le manque d'amour ou d'affection dont il souffre[47]. Ces pathologies bien connues n'ont attendu pour émerger ni Korczak ni la Convention. Quant à la violence des enfants de banlieue, elle n'est pas due au laxisme des parents, mais à la destruction de la famille et des liens sociaux par une société où le profit est aujourd'hui la seule valeur.

Récemment, à l'occasion de la remise du prix Pierre-Straus[48], consacré en 1996 aux équipes ayant travaillé avec les enfants victimes de guerre, on m'a demandé de réfléchir non plus sur les violences institutionnelles mais sur les conséquences de la guerre pour un enfant[49].

Tous les auteurs dont j'ai lu les travaux pour préparer cette intervention insistaient sur l'urgence d'une prise en charge de ces enfants traumatisés. Certains considéraient comme indispensable l'abréaction, c'est-à-dire la nécessité pour l'enfant de restituer par la parole les événements traumatisants et la souffrance qui les accompagne, d'autres s'interrogeaient sur les effets pervers d'une insistance voyeuriste et disaient que l'enfant survivant avait droit au silence, dont il sortirait au moment choisi par lui-même. Tout ceci m'a fait réfléchir, moi qui n'ai jamais ouvert mon bec, et cela m'a ramené cinquante ans en arrière.

# VII

# Un silence de cinquante ans

## *Mutisme et surdités*

À partir de 1946, j'ai « oublié » le ghetto, ou plus exactement, je n'en ai plus jamais parlé. À quoi bon parler puisque personne ne semblait vouloir m'écouter ?

Plus tard seulement, en lisant témoignages et essais, les raisons de cette attitude me sont apparues beaucoup moins anecdotiques que je ne le pensais, et plus fondamentales : tous les déportés en ont, semble-t-il, fait l'expérience.

Dès 1945, Germaine Meyer, ma marraine de guerre [1], qui appartenait à une famille de grands banquiers séfarades, les Lopez y Gomez, m'avait fait rencontrer la fine fleur de la haute bourgeoisie juive de Paris. Ces gens-là me regardaient les yeux écarquillés, comme un rescapé, ou plutôt comme un animal de jardin zoologique. Je restais, avec eux, complètement muré, sans qu'on puisse dire si cette absence de communication venait de leurs modes de défense ou de ma propre paranoïa. Celle-ci avait sérieusement augmenté à la suite d'un incident survenu rapidement après cette entrée dans le beau monde. J'avais été présenté à une famille qui habitait place des Vosges, dans un appartement encore trois fois plus grand que celui que j'habitais rue Leszno à Varsovie. Cette immense demeure était remplie de petites armoires en verre contenant des cuillers en argent, en porcelaine, en fer, en bambou, en vermeil, rassemblées par le père, grand collectionneur de cuillers devant l'Éternel. Ces cuillers et ces vitrines me donnaient des envies folles de destruction et de vol ; heureusement, la jeune fille de la maison était adorable, j'ai pu me tenir correctement. Peut-être pas assez, car quelques jours plus tard, Francine me rapporta les mises en gardes prodiguées à sa mère. « Comment peux-tu, avait demandé la veuve du collectionneur, faire confiance à ce petit “Polak” ? Il raconte peut-être n'importe quoi ; si cela se trouve, ses parents étaient cordonniers. Comment peux-tu le laisser entrer chez toi ? » Si je ne suis pas devenu plus féroce envers la bourgeoisie juive française après cet incident, c'est grâce à l'humanité de Francine et sa mère dont les gestes dépassaient toujours mes attentes.

La bourgeoisie juive polonaise ne m'a pas davantage incité à la confidence. J'avais retrouvé, en 1945, une famille originaire de Pologne, liée à la mienne, qui avait eu la chance et l'intelligence de fuir dès 1941. Ils étaient, eux, assez intéressés par le sort d'un proche ; mais à peine avais-je ouvert la bouche pour raconter un peu la vie à Bergen-Belsen qu'ils m'avaient interrompu : « Vous, vous avez souffert dans votre chair, mais nous *encore davantage*, car nous avons souffert dans notre esprit en pensant à vous ; d'ailleurs, tous les vendredis, nous faisions demi-jeûne, nous nous privions d'œufs, par solidarité envers vous. » Devant de telles réactions — j'en ai connu plusieurs —, toute envie de parler m'a rapidement quitté.

Je ne suis pas le seul à évoquer cette non-écoute : Primo Levi, Jorge Semprun, Geneviève Anthonioz-De Gaulle, plus récemment Marie-Jo Chombart de Lauwe en parlent également. Chez ceux qui nous accueillaient en 1945, il est facile de l'interpréter comme une défense contre la culpabilité de n'avoir rien fait pour nous aider, et chez les Juifs, tout simplement comme la culpabilité des survivants. Peut-être, aussi, étions-nous tabous parce que nous remettions en cause, par nos récits, une certaine image du monde civilisé. Une amie m'a proposé une autre interprétation, que j'admets pour les petits jeunes innocents de sa génération, peut-être aussi pour des gens comme Francine et sa mère [2] : le sentiment d'impuissance, d'être « trop petit » pour accueillir, éponger, l'immensité de notre souffrance...

Mais il ne faudrait surtout pas croire que la bourgeoisie non juive était plus réceptive. Le comble de la non-écoute, je l'ai rencontré, comme je l'ai dit, chez les médecins, à la Salpêtrière. Mais un des « textes posthumes », où je déversais parfois le trop plein de mes non-dits, s'appelle... *L'Hôtel-Dieu.*

> *10 février 1972*
>
> *Voilà que j'ai raconté à deux semi inconnus, une surveillante de La Roche et deux jeunes internes, une tranche de vie vieille de presque trente ans : mon mois passé à l'Hôtel-Dieu en 45. L'occasion était excellente : le professeur Bariety, qui a soigné ma tuberculose, vient de mourir, et je n'ai pas fait preuve d'une émotion particulière. Récit maladroit, simple comme un fait divers, pour expliquer ma haine du régime de mépris, de tous ceux qui ne se sentent entiers que s'ils humilient les autres. Mais c'est une autre histoire, de treize ans plus récente, qui fait mal ; dans le crâne, des images floues, et dans le corps, des morsures cruelles comme au premier jour.*
>
> *Salle d'attente, bancs de bois près du bureau du professeur Bariety. Comme tous les bancs de bois de toutes les salles d'attente, préfecture, commissariat, où il fallait attendre la bonne grâce des autres, la*

*bonne grâce de ceux dont le seul boulot, la seule raison d'être est d'empêcher de vivre tous ceux qui sont en bas, pour permettre de vivre en paix à tous ceux qui sont en haut et qui n'attendent pas dans les salles d'attente à bancs de bois. Dans la pièce sombre et petite, foule de visages gris, pauvres et malades, et foule des yeux qui ne brillent pas, et foule des mains qui transpirent, et foule de gens qui attendent que l'on règle leur sort. Et puis, en vérité, comme image, c'est tout.*

*J'ai reçu la demande des papiers justificatifs de l'ambassade allemande : « Veuillez fournir tous certificats prouvant causalité entre persécutions et maladie actuelle. » Merde alors, comme si cela avait besoin d'être prouvé, qu'ils y viennent voir, les salauds, deux ans de camp, et tout le reste. Mais quoi, il faut bien défendre sa cause. C'est toujours une humiliation de demander quelque chose pour soi. Je veux bien me battre, front haut, pour tout le monde, les chiens, les chats, les orphelins, mais pour moi, c'est toujours comme le petit enfant qui demande un bonbon et qui a peur qu'on le lui refuse. Et si refus il y a, c'est la montée de honte et de haine, c'est tout le corps qui devient rouge et qui bout, la tête qui se trouble, les images de meurtre, de sang, l'emportement sur la mer houleuse des sentiments non maîtrisables, tout seul dans la solitude et la haine.*

*Bien, j'écris donc à monsieur Bariety, je déchire deux ou trois fois le brouillon, je ne sais pas écrire de telles lettres, je ne veux demander ni grâce, ni rien, à personne. J'écris et puis j'y vais et j'imagine que, peut-être, avec sa barbiche de bouc et ses yeux gris pseudo-acier, il se souviendra de moi et qu'il aura un sourire, un « geste humain » : « Ah, vous êtes interne, vous avez fait des études de médecine, bouh, on n'aurait pas cru. » J'ai mendié dans mon esprit à ce patron, à ce monsieur que — c'est dur à dire — j'ai admiré, tout en le haïssant, deux minutes de conversation humaine. Le certificat ne fait même pas de doute dans mon esprit, c'est impensable qu'il ne me le donne pas ; il sera content, le maître, de rendre service à un pauvre ancien malade qui a du mérite, qui a fait son chemin ; et cela ne lui coûte rien, c'est de la poche des boches. Maintenant, en 57, c'est de bon ton de rendre service à un ancien déporté sur le dos des anciens occupants. C'est tout cela que j'imaginais en écrivant et en allant chez monsieur Bariety.*

*Et pourtant, ma petite vipère au fond de l'âme jette son venin et sa langue pointue me siffle : « Tu verras, tu n'auras rien, ce sont tous des sales c... et toi, tu es un pauvre c..., et une fois de plus tu te brûleras les doigts en t'approchant de ces gens-là. »*

*La petite vipère avait raison et je me vois tenir le certificat bidon, un certificat d'hospitalisation, émis par le bureau, non signé par le patron, mentionnant simplement les dates d'entrée et de sortie de l'hôpital. Je me vois le lire et le relire, et croire et ne pas croire à tant de mépris. Je vois le rouge de la honte m'envahir le visage et ce sentiment ineffable me déborder... Mais cela, bien sûr, je ne puis le raconter aujourd'hui, moi, Tom, l'homme fort. Je ne puis le dire aux deux internes qui me reluquent, les yeux avides, dans la pénombre de la salle à manger hexagonale.*

*Revenons donc à 45. L'un des internes s'est exclamé : « Je le savais, que vous étiez à l'Hôtel-Dieu, le chef du personnel de l'hôpital se rappelle bien de vous. Il m'a dit que vous faisiez le zouave et qu'on vous a mis à la porte par mesure disciplinaire. »*

*Rire pseudo-homérique de ma part, et je raconte : « Oui, il a raison, c'est vrai. J'ai été foutu à la porte pour raison disciplinaire. Tout d'abord je trouvais tristes les pancartes quand il n'y avait que la courbe de température dessus, et j'y mettais des reproductions, natures mortes de Picasso, seins nus de Gau-*

*guin... cela ne plaisait pas à la surveillante... » (rires). Et tandis que je raconte, la visite d'autrefois repasse devant mes yeux : leurs blouses blanches, leurs sourires secrets, leurs paroles incompréhensibles, leurs palabres, leur queue-leu-leu, la surveillante diablesse, à voile haut plein de galons et d'étoiles, la « petite bleue », blonde ou brune, tout à la fin... La vraie visite, et le cœur qui bat, et la trouille qui étripe, que vont-ils dire, que vont-ils faire, que vont-ils décider ? Vont-ils me charcuter, et quand ? M'envoyer en sana ? Me garder ? Me fiche à la porte ? Que pensent-ils ? Cela bat fort, le cœur d'un objet de la médecine, même si l'objet se donne bonne mine et garde ce qu'on appelle un moral de fer. Cela bat fort, même s'il est réputé mauvais objet, jeune chenapan et malade indiscipliné.*

*Quand je voulais sortir, je sortais. Vous comprenez, ils ne voulaient pas me laisser sortir, aller en permission. Alors cela me donnait des angoisses d'être en prison. Et je leur ai dit : les Allemands ne m'ont pas empêché de fiche le camp, ce n'est pas vous qui m'en empêcherez... Ce qui m'énervait, c'est qu'ils voulaient que quelqu'un signe pour moi : « T'es mineur », qu'ils disaient. J'avais dix-neuf ans et cela me foutait en boule, alors je répondais : « Vous êtes fous, cela fait trois ans que je vis comme majeur, que je me démerde et que je survis, et vous me traitez de mineur. » (Peut-être que j'aurais bien voulu, avoir papa ou maman qui signe pour moi...)*

*J'avais des vêtements civils sous le lit et j'avais l'habitude de fuir ; je m'habillais et plouf, à travers la porte, même pas pour une nuit — je n'avais pas de nana, j'étais trop timide. Alors c'était juste pour me promener, pour montrer que j'étais libre, pour voir Notre-Dame. Ah oui, Notre-Dame m'embêtait toutes les nuits avec ses gargouilles qui me regardaient par la fenêtre, alors je voulais voir de plus près. Le soir, je rentrais. Et je me souviens de la peur, la peur bête de passer devant la loge de l'Hôtel-Dieu, avec un monsieur à blouse blanche qui pouvait me repérer. Je me souviens du cinéma d'évasion que je me faisais à moi-même. Comment, devant la loge quadrangulaire à portes vitrées et croisillons de bois, je me souvenais de mes autres évasions, des vraies, où on risquait sa peau. Le monde entier était-il un immense camp de concentration, un camp si immense qu'on n'en voit pas les barbelés ?*

*Mais le vrai motif du renvoi était Annie, le baiser à Annie, Annie qui est sûrement morte aujourd'hui. Cela, bien sûr, je le gardais pour moi.*

De fin 1945 à 1947, j'étais au sana ; là, il serait faux de dire que je ne racontais rien. Avec d'anciens déportés, je ne parlais pas de Bergen-Belsen, où j'avais honte de ne pas avoir assez souffert, je pesais trente-neuf kilos alors que Mathias Corvin, par exemple, en pesait vingt-six, mais je mentionnais mon passage dans le ghetto... Même dans ce cadre-là, toute envie d'en dire davantage m'a quitté à la suite d'une grosse gaffe que j'ai commise un jour de septembre 1945. En regardant avec une bande de camarades l'affiche, célèbre à l'époque, évoquant les martyrs d'Ouradour-sur-Glane, je n'ai pas pu m'empêcher de m'exclamer : « Que d'histoires pour trois cent soixante-dix-sept morts ! » Heureusement, mon ami et ange gardien, Mathias, était là, sans quoi je me serais fait lyncher. Il a expliqué que je n'étais pas un provocateur pronazi, qu'il ne fallait pas m'en vouloir : « Il est jeune. Et là d'où il sort, on ne comptait pas les morts par centaines, mais par milliers ou dizaines de milliers. » Cette histoire d'Ouradour m'a fait comprendre, plus ou moins consciemment, que je venais d'une autre planète. Récemment, j'ai été très touché par un appel d'un ancien copain qui a écouté par hasard un de mes témoignages sur

France Culture. Il m'a dit : « Et dire que nous t'avons côtoyé de près pendant vingt ans et que personne ne savait ! » Si je me suis tu, ce n'est pas tant à cause des horreurs vécues dans les camps, comme les déportés français, c'est surtout à cause du caractère massif, jamais vu, des assassinats commis en Pologne, 90 p. 100 de la population juive (trois millions de personnes), sans compter les deux millions de polonais non juifs. Ce n'était pas racontable.

Je n'avais pas envie de parler non plus de mon vécu charnel, parce que j'en avais honte : les poux, la saleté, ce n'étaient pas des choses qu'on dit, je n'en ai jamais parlé à personne. La pudeur explique d'ailleurs aussi mon incapacité à exprimer toute douleur morale. D'emblée, j'ai pris l'habitude de minimiser la souffrance. Quand je vois certains déportés, qui, devant un auditoire, racontent leurs souvenirs en pleurant, en parlant avec les mains, j'éprouve un malaise profond ; il vient sans doute de mes propres défenses, car ces gens ont raison de s'exprimer ainsi ; moi, je n'ai jamais pu. Un psychanalyste dirait que je suis incapable de lier l'affect et la représentation qui y correspond. C'est peut-être là une des raisons importantes de mon recul devant la psychanalyse : ce refus absolu de pleurer devant un petit con d'analyste, qui ne se serait jamais contenté d'un récit rigolo et purement factuel. C'est ainsi que j'ai attendu plus de trente ans pour parler à un magnétophone de mon traumatisme majeur, l'abandon de mes parents dans le train. Et il est toujours aussi indicible.

### *Une croix sur le passé*

J'avais enfermé en moi le ghetto, je le gardais pour moi, je l'avais « enkysté », comme disent les spécialistes. Ce n'était pas un vrai oubli : les pavés, le sang, l'éclat métallique de fusils, les noms des rues, les images des gens étaient toujours là, quelque part, dans un champ obscur et herbeux qui est en moi ; j'appelais cela mon jardin secret. Mais j'avais recouvert tout cela d'une épaisse couche protectrice.

Grâce à celle-ci, le souvenir du ghetto devenait une abstraction géométrique, une sorte de plan d'une ville, en forme de croix ou de barreaux de fenêtres : des rues se coupant à angles droits, deux-trois parallèles à la rue Stawski qui longeait le mur nord du ghetto, et quelques perpendiculaires dont j'ai oublié le nom... Celles-ci étaient toujours plus larges ; par elles entraient les chars, sortaient les colonnes de prisonniers, sur leurs pavés brinquebalaient les *rikshas*[3]. De leurs fenêtres vides partaient les coups de feu sur les chars ; je ne m'y aventurais pas, il fallait être fou ; je préférais passer d'une parallèle à l'autre par les caves, les cours des maisons, les ruines... en violant le plan géométrique. C'est sûrement la raison de mon oubli des noms des rues perpendiculaires...

Parfois, l'abstraction géométrique se remplissait de peurs, de crampes à l'estomac, de sueurs froides ; je chassais l'angoisse et m'accrochais au quadrillage des rues : Stawski, Niska... Mais impossible d'oublier la rue Pawia et ses hauts murs de prison, ses cris incessants.

Chassé le jour, le ghetto revenait la nuit dans mes cauchemars. Il resurgissait aussi parfois au hasard des circonstances...

*12 mars 1972 (œuvres posthumes)*

*Quelque part dans la banlieue Est, dans un lieu sans axe, sans monument, sans intérêt, sur un terrain quasi vague avec trois-quatre baraquements ; c'est le célèbre Emmaüs de l'abbé Pierre. Tout un monde de vieux objets, un vrai marché aux puces, des ar-*

*moires, des glaces, des potiches, des couloirs artificiels entre deux rangées de crédences ou de lits. Tous ces lits, ces armoires, ces glaces me transportent aussitôt loin, loin, loin. Un petit déclic à l'intérieur de la poitrine, et voilà la banlieue Est et la jeune fille qui m'accompagne oubliées, passées derrière un mur de brume et fondues dans le brouillard. Du fond de l'oubli émerge ma ville assassinée, les trottoirs vides où coule l'eau, où rôde la mort. Des maisons noires, alignées, des fenêtres sans vitres, comme des yeux vides ou comme des plaies béantes. Quelque part à l'horizon, l'éternel mur en briques rouges, son faîte recouvert de morceaux de verre tranchants. Voilà une de ces petites maisons, transformée en magasin de meubles récupérés. Les appartements entiers remplis de glaces, depuis les petits miroirs de poche jusqu'aux énormes glaces de Venise, nues ou encadrées par des bois raffinés et sculptés, en passant par de médiocres glaces de lavabo, d'armoires de chambre de bonne, glaces brillantes et neuves, glaces au teint jauni, à larges plaques de lèpre. Des miroirs les uns sur les autres, toujours debout. Contre les murs, des miroirs ne reflétant rien qu'eux-mêmes, des miroirs où l'œil ne trouve plus les enfants, les hommes barbus, les femmes à perruques, les familles entières qui s'y miraient naguère. Des glaces où il n'y a que le vide, ou le reflet des autres glaces. J'y vois encore ma propre silhouette, mon propre visage ingrat et mal rasé, mes propres yeux affolés, à la recherche d'un coin sans miroir. Je m'y vois encore, errant d'une pièce à l'autre, prenant des escaliers vermoulus, essayant de fuir tous ces reflets...*

À quoi bon écrire ? J'en aurais peut-être ressenti davantage la nécessité si j'avais été résistant : il doit être plus agréable de raconter ses actes de courage que ses humiliations. J'aurais pu éprouver au moins le désir de témoigner ; mais le rôle de témoin était déjà occupé par ma sœur. Elle s'était faite, aussitôt après la guerre, le porte-parole de l'histoire familiale, et de celle du ghetto. Ce n'était donc plus mon boulot. J'avais une énorme admiration pour David Rousset, dont j'avais lu *L'Univers concentrationnaire* dès 1946, mais il n'était pas question que je « perde mon temps » à accomplir tout le travail de recherche et de rédaction qu'un tel ouvrage nécessitait. J'avais autre chose à faire. C'est Jorge Semprun qui, cinquante ans après, m'a magistralement fait prendre conscience du dilemme où je me trouvais sans pouvoir le formuler, et j'aime toujours autant le titre de son livre, *L'Écriture ou la vie.* Soit je me mettais à écrire sur le ghetto, et je crevais tout de suite après, soit je me tournais résolument vers l'avenir : survivre, guérir, travailler, pour un jour soigner les autres... et devenir comme tout le monde. Ce choix était plus conforme à ma trajectoire, telle que je la concevais. D'ailleurs j'avais choisi de m'intégrer à la société française, il n'était pas question d'embêter les gens avec mes histoires juives. Mon silence était aussi le prix à payer pour l'assimilation.

Ce silence, ce non-dit, s'est étendu bien au-delà de la guerre : mon jardin secret contenait tout ce qui touchait à mon enfance, même le tango, que j'adorais quand j'étais gamin, et que je croyais mort avec la guerre ; j'étais toujours à la recherche, paresseuse et désespérée, d'un disque de tango. De même, je croyais l'œuvre de Korczak disparue à jamais.

Lui aussi appartenait au monde de mon enfance. Il ne m'évoquait pas tellement la guerre, l'héroïsme et la mort. Il était mon idéal, le grand médecin du discours de mes parents, celui qu'il fallait que je devienne. Son nom s'associait pour moi au *Roi Mathias 1*er, mon livre préféré, comme celui de centaines de milliers d'enfants polonais, et à *La Petite Revue*, que je lisais tous les vendredis avec passion comme une chose bien à moi.

Je n'ai jamais connu personnellement Korczak, et pourtant, dans ma tête, j'avais presque fini par croire le contraire. Dans notre immeuble de riches du ghetto, les jeunes organisaient des soirées théâtrales, poétiques, musicales dont les bénéfices allaient aux enfants pauvres, et en partie à l'orphelinat dirigé par Korczak. J'y jouais toujours le rôle de meneur de jeu, c'est-à-dire que j'annonçais chaque numéro en mettant mon grain de sel ; mais je n'ai jamais porté l'argent à l'orphelinat.

La mort de Korczak avec ses deux cents orphelins ne m'a pas bouleversé à l'époque plus qu'une autre, il y avait six mille habitants du ghetto assassinés chaque jour, c'était une tragédie de plus. La guerre s'est terminée, je suis resté vivant ; je gardais Korczak pour moi comme le reste, je pensais qu'il serait oublié pour toujours en Occident comme sont oubliés les cinq ou six millions de Juifs tués. Il m'arrivait de rêver à lui, ou d'y penser un moment comme un remords : « Lui, il était génial et il a su mourir en restant jusqu'au bout avec ses orphelins[4]. Moi, j'ai survécu... à quoi bon ? »....

Un jour, hasard ou destinée, j'ai pu commencer la lutte contre le silence.

### *Sortir le ghetto de l'oubli*

#### Korczak

Le déclic fondateur a eu lieu quand mon vieil ami Joseph Huppert (dit Youziek), originaire de Cracovie, m'a raconté sa rencontre, dans un train au Brésil, avec un vieux juif polonais, nommé Nowominski. Celui-ci lui avait longuement parlé de Korczak : il considérait comme une véritable honte que cet homme génial soit effacé des mémoires aujourd'hui ; il était à la recherche de tous les gens qui pourraient l'aider à le sortir de l'oubli. J'ai téléphoné à ce monsieur, qui a trouvé que j'étais *the right man at the right place*. Il m'a expliqué son projet qui m'a paru un peu utopique mais digne d'un combat. Il m'a appris que Korczak était resté connu et populaire en Pologne. Une association portant son nom et l'Institut pédagogique polonais s'étaient attelés à l'édition complète de ses œuvres (vingt-deux volumes prévus). Cependant l'émergence, depuis quelques années, du courant antisémite Moczar[5], avait mis l'association en quasi-léthargie. C'était à nous de la réveiller[6]. J'étais très heureux de m'engager pour faire connaître Korczak : j'avais l'impression de racheter ma culpabilité de ne pas avoir parlé de lui jusque-là, et je trouvais ainsi un moyen de rendre hommage à « mes » morts, sans parler de mon histoire.

Grâce au génie d'organisation de Nowominski, nous sommes passés en cinq ans (1974-1979) de deux pièces minuscules à Maisons-Alfort, où j'ai pondu les statuts et le règlement intérieur de notre « Association française des amis du docteur Korczak », à la grande salle de l'Unesco, mille personnes de vingt pays et traductions simultanées en quatre langues. Une association internationale venait d'être créée à Varsovie. Ce fut pour moi l'occasion d'aller trois fois en Pologne, invité officiel du gouvernement. Je n'en retiens pas tant le déjeuner avec le Premier ministre de l'époque que l'extraordinaire commémoration de Korczak à Treblinka au cours de laquelle a été posée une pierre portant son nom ; seule pierre consacrée à une seule personne au milieu d'une mer de pierres dont chacune porte le nom d'un village assassiné. Dans la foule, muni d'un petit magnétophone, j'ai pu enregistrer le déroulement de la cérémonie, en particulier les beaux chants, et mes commentaires et impressions. Ce document a arraché des larmes aux rares personnes à qui je l'ai fait écouter. C'était la première fois que je pouvais exprimer mon émotion dans ce lieu où ont été gazés la plupart des miens, sans encore oser la moindre allusion personnelle.

Trois ans après, avec l'Association internationale Korczak, qui se réunissait cette fois en Allemagne, j'ai pris la parole devant cent personnes pendant la visite du camp de Dachau. Là je me suis présenté, peut-être pour la première fois, comme un ancien de Bergen-Belsen.

Devenir préfacier des œuvres de Korczak était pour moi un véritable plaisir ; j'ai fait un nombre incalculable de conférences et de petits articles consacrés à sa mémoire et à son œuvre dans différents coins du monde. Cependant, le génie de Korczak était si grand et ma culpabilité de survivant si présente, que bientôt j'ai commencé à avoir honte de profiter de lui plus qu'il ne profitait de moi. J'ai démissionné après quatre ans de mes fonctions de président de l'association.

## La lente remontée du passé

Pour le cinquantième anniversaire de l'insurrection du ghetto, en 1993, une radio, RFI, m'a demandé, à ma grande surprise, de témoigner. J'étais encore trop installé dans mon silence et cette demande m'a profondément perturbé. À la joie de pouvoir enfin parler se mêlait une terreur quasi magique, comme si je devais rompre un vœu vieux de quarante-huit ans.

C'est l'apparition du négationnisme, quelques années auparavant, qui a fini par vaincre mes résistances : des choses que j'avais vues moi-même pendant ces cinq années de guerre commençaient à ne plus être des évidences pour tout le monde ; je me suis dit que se taire devenait un péché. Du coup, j'ai accepté... Je crois avoir été assez « coincé », mais je l'ai été un peu moins la fois suivante sur France-Inter. Ensuite, bavard comme je suis, je ne me suis plus arrêté de parler.

J'ai enregistré pour l'université de Yale[7] un récit vidéo de plus de trois heures portant uniquement sur le ghetto de Varsovie. Ce témoignage minimisait trop l'horreur de la réalité : mon ami Youziek Huppert — lui-même ancien déporté — m'a dit : « C'est le récit d'une adolescence, avec le ghetto comme toile de fond[8]. Ce n'est pas le récit d'un génocide, c'est plutôt Tintin en Enfer. » En 1995, mon vidéo-récit fait au mémorial de Bergen-Belsen ne valait guère mieux, j'en ai parlé plus haut. Petit à petit, des souvenirs plus enfouis sont revenus et j'ai acquis péniblement la capacité d'en parler. En 1996, mon témoignage pour le vidéo-mémorial du génocide juif, créé par Steven Spielberg, m'a permis d'exprimer davantage mes émotions et d'évoquer des faits particulièrement douloureux que j'avais soigneusement cachés jusque-là.

Maintenant, j'accepte de parler du ghetto presque comme si je parlais de la délinquance, de l'anorexie mentale ou de l'enfance maltraitée... J'en ai parlé aux enfants de l'école primaire, à des collégiens de quatrième et de troisième, aux élèves immigrés d'un lycée professionnel, et même à des professeurs d'histoire réunis par l'amicale d'Auschwitz.

### *Peut-on revivre après une catastrophe ?*<br>*(La résilience)*

J'ai tant parlé de mon passé qu'en 1998 je me suis retrouvé, avec un mélange de plaisir et de gêne, cité deux fois comme exemple de résilience dans un ouvrage récent : *Ces enfants qui tiennent le coup*[9].

La résilience, concept né aux États-Unis il y a une dizaine d'années, peut être définie comme la capacité d'un individu à résister aux aléas de la vie, même les plus graves, ou, plus familièrement, de « faire avec » *(to cope with)*. La recherche des facteurs de résilience complétait utilement celle qui, jusque-là, se centrait trop exclusivement sur la disposition inverse, c'est-à-dire la vulnérabilité [10]. Pendant longtemps, l'idée prévalente en ce domaine était qu'à partir d'un certain niveau d'agression subie pendant l'enfance, une personne devenait forcément délinquante, psychotique, assistée, bref socialement inadaptable. Tel était l'avis d'un des créateurs de la pédopsychiatrie « classique », affirmant, à propos des enfants revenus des camps de concentration : « Après tout ce qu'ils ont vécu, ils ne pourront jamais acquérir le sens de la morale de notre monde. » L'avenir de ces enfants a montré combien il avait tort. D'autres, au contraire, partisans du tout génétique, niaient toute influence nocive du vécu, fût-il aussi horrible que les camps de concentration, et attribuaient tous les troubles des survivants à leur constitution [11]. Certes, ils parlaient davantage des adultes et des grands adolescents. Les auteurs psychanalystes (Spitz, Bowlby, Winnicot) montraient en effet l'importance déterminante du vécu sur le petit enfant.

Vers 1980, des psychologues américains ont eu l'idée de colliger des cas « positifs » et de rechercher les facteurs qui font qu'un individu arrive à s'en sortir après une catastrophe. J'ai voulu y réfléchir à mon tour, me faisant théoricien et objet de recherche à la fois, pour préciser les facteurs qui permettent d'expliquer comment un adolescent, après l'enfer du ghetto de Varsovie et des camps, arrive à devenir médecin directeur d'unité de recherches à l'Inserm. Mon exemple, disons-le d'emblée, est très loin d'être exceptionnel parmi les survivants du génocide juif ; rien que parmi mes amis, Joseph Huppert a survécu, avec une tuberculose de la hanche, au ghetto, à Auschwitz et à Buchenwald pour devenir directeur de recherches au CNRS, virologue illustre et internationalement connu.

Ces facteurs de résilience peuvent être exposés en trois groupes, en suivant la trajectoire du sujet : avant, pendant et après la catastrophe. Mais auparavant, il nous faut distinguer entre la réadaptation sociale et la survie psychique du sujet lui-même. Si la désadaptation sociale (délinquance, psychose, névrose grave, impossibilité de gagner sa vie) s'accompagne toujours d'une souffrance psychique énorme, l'inverse, cependant, est loin d'être vrai : une souffrance psychique qui persiste peut rester compatible avec une adaptation correcte et même excellente.

Dans mon cas, si l'on met à part certains facteurs peut-être constitutionnels (la force de ma libido, mon amour de la vie, ma capacité à éprouver des sentiments esthétiques perché sur un toit dans une ville qui brûle...), le facteur de résilience le plus évident est une famille unie, aimante, capable de me projeter dans l'avenir, de conditionner profondément mon destin professionnel [12]. C'est elle qui m'a permis de savoir ce que je voulais faire, d'éviter tout flottement, elle qui a bien ancré et défini mon « idéal du moi » ; c'est elle encore qui m'a permis de me replonger dans les études quatre semaines après mon arrivée en France, d'ignorer ma maladie et de devenir ce que je suis devenu socialement. C'est grâce à son influence heureuse que j'ai pu, à titre anecdotique, claquer la porte au nez des gens de l'OSE qui me proposaient de faire « un métier honnête » au lieu de mes études de médecine. Je connais beaucoup de personnes qui s'en « sont tirées » aussi bien que moi, ils m'ont tous parlé de leur famille avec tendresse et reconnaissance.

Cette famille m'a-t-elle protégé de ma culpabilité, de ma névrose, de ma souffrance ? C'est une autre histoire.

Pendant la guerre, cet acquis préalable ne m'a pas empêché de faire deux tentatives de suicide, ce qui prouve que je n'étais pas si résilient que cela. Il m'a fallu, pour survivre, la rencontre avec un psychiatre capable de restaurer mon narcissisme et ma croyance en l'avenir. Son rôle me paraît exemplaire et riche en enseignement pour ceux qui s'occupent d'enfants au Rwanda et ailleurs : le soin psychologique des enfants et des adolescents survivants n'est pas un luxe, mais une nécessité au même titre que le traitement nutritionnel et anti-infectieux.

Après la rencontre avec le psychiatre, ce qui m'a aidé, c'est la solidarité de l'entourage. La révolte du ghetto, elle, m'a permis, au moins psychologiquement, d'abandonner ma position de victime passive et d'intégrer socialement mon combat pour la survie. Cette cohésion du groupe reste un facteur primordial de résilience aux yeux de tous les observateurs actuels. Son rôle m'a paru évident lors de mes modestes contacts avec des survivants des guerres atroces d'Afrique ou du Moyen-Orient. Je pense à l'exemple très positif d'un jeune Kurde, bien inséré dans sa petite communauté, plein de volonté de vivre malgré ses souffrances, et à celui, très négatif, d'un jeune Somalien rejeté par les siens. Les intervenants ne doivent pas se substituer au milieu naturel, mais favoriser au contraire, dans la mesure du possible, les liaisons et les relations de l'enfant avec sa famille, ou, à défaut, ses proches de la tribu ou du village.

Même la perte de mes parents, en pleine adolescence, a favorisé paradoxalement ma résilience : toute ma vie j'ai été obligé de m'identifier à leurs désirs, c'est-à-dire de devenir un médecin, *a guiter Doktor*[13]. Mon expérience propre se rapproche ici partiellement d'un certain nombre d'observations cliniques qui m'ont permis de définir le syndrome du « parent-photo » : mort héroïquement ou tragiquement sans avoir été connu par l'enfant, sans que l'enfant puisse s'en souvenir, ce père est très souvent à l'origine d'un surmoi puissant. Les enfants élevés avec cette photo renforcée par le discours de la mère ont bénéficié d'une excellente adaptation sociale. Celle-ci n'a pas exclu, bien entendu, la souffrance psychique dans la vie quotidienne.

Après la catastrophe[14], le facteur principal d'adaptation est l'état de la société où vit alors l'enfant rescapé. Je ne pouvais rêver milieu meilleur que celui que j'ai trouvé en France en 1945. L'hospitalité à mon égard dans ce pays d'adoption correspondait tout à fait à l'idée que je me faisais de la patrie des Droits de l'homme et du citoyen de 1789[15]. J'ai passé trois ans aux frais de la République à l'hôpital et au sana. Je n'oublierai jamais le sourire des gens dans le métro, la caissière du cinéma, la vendeuse du Bon Marché, sans parler, bien entendu, de ma marraine de guerre Germaine Meyer et de sa fille Francine. Aurais-je passé mon bac si facilement sans le dévouement épistolaire de l'abbé Bellec et celui de mon compagnon de chambre Mathias Corvin, qui me corrigeait mes devoirs ?

Dans ce contexte positif, j'ai pu mettre toutes mes forces au service de l'adaptation sociale. Je me répétais sans cesse : « Quand tu es avec les corbeaux, il faut croasser comme eux. » Dans mon esprit, ce proverbe voulait dire : « Tu vis en France, tu dois être comme les Français. » Après ma rupture avec la communauté juive représentée par l'OSE et ma décision de non-retour en Pologne, j'ai pu vivre le mythe que je me suis fabriqué : « C'est toi l'ancêtre, c'est toi qui fonderas un jour la lignée. » Et progressivement mon passé est entré dans mon « jardin secret » et dans mes « œuvres posthumes » que je ne faisais lire à personne. À ce prix j'ai pu adopter une solution qu'on appellerait aujourd'hui « citoyenne et républicaine » et qui est en fait l'assimilation poussée aussi loin que possible. Cette solution me paraissait la seule possible dans mon cas personnel ; je suis sûr qu'elle a été bonne pour moi mais je n'oserais jamais l'imposer à ceux qui ne veulent, ou ne peuvent, l'adopter dès la première génération [16]. La vie d'ailleurs m'y a aidé : immédiatement pris en charge par les institutions médicales communes (hôpitaux, sanas, maison de post-cure), j'ai pu me fondre anonymement dans la masse des Français victimes de guerre, puis dans la masse tout court.

Non entretenu dans le souvenir du génocide, comme je l'aurais été dans les institutions spécifiquement juives, j'ai pu ne pas me considérer comme une victime, ce qui a sûrement contribué à faire de moi ce que je suis. Je me suis toujours vu non pas comme un garçon qui a eu beaucoup de malheurs, mais comme quelqu'un qui a eu énormément de chance, et qui doit payer cette chance en travaillant pour les autres. J'ai recherché constamment la compagnie des Français, je ne suis jamais entré dans une des associations où se réunissent volontiers la plupart des « anciens », qu'ils soient Juifs ou Polonais. Je n'ai renoué, très partiellement, avec mes anciens compatriotes attachés au souvenir qu'avec mon engagement pour la cause de Korczak.

Bien entendu, il serait malséant de présenter mon cas comme un exemple à suivre : une destinée comme la mienne n'était possible que dans l'Europe de 1945, sortie de la guerre exsangue mais non anéantie, et dans un pays où la mauvaise conscience jouait puissamment en faveur des rescapés, quelle que soit leur origine. L'Europe a eu la chance, ensuite, de ne connaître pendant quarante-sept ans ni conflits sanglants ni les crimes de guerre qui les accompagnent. Même la guerre de Bosnie, toute tragique qu'elle soit, a permis assez rapidement le retour de la plupart des réfugiés, dont le nombre était peu comparable avec celui des réfugiés issus de la guerre de 1939-1945.

Par contre, dans les conflits actuels qui ravagent un monde misérable, les enfants survivants, au Mozambique, au Rwanda, en Somalie et ailleurs, ont de la peine à quitter les camps ou les armées où ils ont été enrôlés de force. Une fois libérés, ils se retrouvent dans un pays affamé, sans stratégies étatiques et sociales bien rodées, incapable de recevoir un surcroît de malheur dans une vie déjà à la limite du supportable — je frémis en pensant aux camps de réfugiés palestiniens qui connaissent déjà la troisième génération... —, incapable de leur assurer le moindre soutien moral ou matériel. Là, les solutions individuelles sont impossibles et les solutions collectives nécessairement médiocres. Comment parler alors d'intégration réussie ? Il faut être raciste pour attribuer à des facteurs individuels, chez tous ces enfants, la délinquance, la mendicité et d'autres faillites d'adaptation sociale [17].

Le destin de la souffrance psychologique peut être fort différent du sort social. Les enfants ou les adolescents seuls de leur famille à survivre au génocide présentent toujours un intense sentiment de culpabilité [18]. L'idée la plus difficile à supporter est celle de n'avoir rien pu faire pour sauver les autres. S'y mêle un sentiment d'indignité : les meilleurs sont morts : quel mal ai-je fait pour survivre ? De tels sentiments semblent plus ou moins partagés également par les survivants des catastrophes naturelles. Mais lorsque l'horreur est due non aux volcans ou aux raz de marée mais à la volonté délibérée d'êtres humains, le désarroi et la souffrance sont beaucoup plus profonds. Il s'y ajoute la haine des bourreaux. Des questions lancinantes torturent l'esprit : « Si les représentants de l'État, des hommes en uniforme et non pas des bandits de grand chemin, ceux qui sont censés protéger et assurer l'ordre de la société, torturent et massacrent, comment croire en l'Homme, en la justice, à un lien social quelconque ? Si des hommes peuvent-ils commettre des tels actes, qu'est-ce qu'être un homme ? »

La haine envahit l'affectivité. Elle peut faciliter, paradoxalement, l'adaptation sociale en servant d'aiguillon, mais consciente ou inconsciente elle est toujours source de souffrance. Personnellement, je ne puis fixer la date précise où j'ai commencé à lutter contre la haine dont j'étais rempli. Est-ce le 13 avril 1945, quand je n'ai pas voulu participer à la curée organisée contre un vieux SS décati, le dernier de nos gardiens (et le plus bête, car il n'avait pas réussi à partir à temps), qui n'a jamais eu le regard et l'allure arrogante des assassins du ghetto ? Je crois plutôt que le processus a été lent, progressif et douloureux. Et cette haine revenait par bouffées, et revient encore chaque fois que j'apprends un cas d'impunité.

D'où l'importance de la justice, qui peut avoir elle aussi une fonction thérapeutique pour les survivants : chaque condamné de Nuremberg m'a remonté le moral, chaque acte de repentance, dont le chancelier Brandt a su montrer l'exemple, chaque sou versé aux victimes par les héritiers de leurs bourreaux apaise la haine de l'autre et rend possible la réconciliation non seulement avec soi-même, mais avec l'Homme que chacun porte en soi. Au contraire, chaque déni de justice, le négationnisme, la mansuétude des tribunaux allemands, la pseudo-amnistie chilienne et argentine remettent le fer dans la plaie et raniment la souffrance, voire la névrose des survivants, quelle que soit leur adaptation sociale.

Le combat contre la haine m'était indispensable pour assumer un travail au service des autres, mais l'inverse est tout aussi vrai : c'est mon travail au service des autres, imaginaire avant d'être réel, qui m'a permis de combattre cette haine douloureuse. Il me fallait également, après tout ce que j'avais vu, trouver un modèle où puissent s'épanouir mon optimisme et ma foi dans l'Homme. À l'époque, ce fut un modèle politique : les hommes ne sont ni mauvais ni bons par nature, ce sont les circonstances économiques et politiques qui en ont fait des brutes ou des assassins. Je sais aujourd'hui le caractère simpliste et quelque peu naïf de ce modèle ; c'est pourtant lui qui m'a permis de vivre pendant plusieurs dizaines d'années. Il m'a permis aussi de sublimer ma souffrance en choisissant mon métier de soignant et de militant, se voulant défenseur des faibles contre un système social qui les écrase.

Tout compte fait, quelle que soit l'intensité de ma réflexion, je suis incapable de répondre à la question posée à la fin du chapitre précédent : le silence, l'enkystement ont-ils été pour moi la meilleure solution pour acquérir le maximum d'utilité sociale avec le minimum de souffrance intérieure ? À chacun de choisir sa stratégie existentielle. Il serait très présomptueux de ma part de recommander celle-ci plutôt que, par exemple, le culte permanent et public du souvenir.

Quoi qu'il en soit, à l'âge où je suis arrivé, il est plus important de penser à ses enfants, à ses petits-enfants, aux jeunes qu'à soi-même. Ai-je réussi malgré tout à transmettre un message d'optimisme, de joie de vivre, un désir de s'adapter au monde tout en luttant pour le transformer ? À ce sujet, je suis troublé par un courant de pensée né aux États-Unis il y a quelques années ; des chercheurs étudient la transmission intergénérationnelle de la souffrance et prétendent, clinique à l'appui, que les enfants, voire les petits-enfants des survivants doivent encore être considérés comme des victimes tardives et posthumes de la bête nazie. On comprendra facilement ma répulsion instinctive envers ces travaux : je me sens accusé d'avoir « refilé » ma névrose de survivant à mes enfants ou même aux jeunes dont je me suis occupé.

Ai-je réussi à les mettre à l'abri de cette malédiction ? Ce n'est pas à moi, mais à eux qu'il faudra le demander. Une question n'en subsiste pas moins : peut-on concilier un devoir de mémoire avec le devoir de protection de ses enfants ? C'est là qu'il faudrait trouver une voie étroite entre deux attitudes extrêmes : l'une est celle des anciens combattants de la guerre 1914-1918 qui — pour qu'ils n'oublient pas — ont empoisonné la vie de leurs enfants ; ou celle de certains survivants des camps qui n'arrêtent pas de parler de leur souffrance passée, comme s'ils voulaient faire de leurs enfants des psychothérapeutes et des soignants en oubliant leur existence propre. À l'autre extrémité, un non-dit trop scellé, un silence trop lourd qui va jusqu'à la négation de son identité, me semble tout aussi dangereux. Les enfants ainsi protégés par un changement de nom, de religion, par un véritable assassinat de la mémoire, ont presque toujours payé un lourd tribut à ce secret familial.

Mon silence, qui n'était pourtant pas tout à fait imperméable, a-t-il pu concilier ces deux exigences opposées : mémoire et protection ? Sans rien raconter, je n'ai jamais caché à mes enfants arrivés à l'âge de raison ni ma judéité ni mon passage dans le ghetto et le camp de concentration. Je ne l'ai pas caché davantage à mes pairs : en juin 1960, ma thèse de médecine portait en dédicace « À ma mère, à tous les miens assassinés par les fascistes, aux combattants du ghetto de Varsovie ». Il faut dire que la première remarque concernant cette dédicace finalement assez peu banale m'a été faite... en décembre 1998. Certes, depuis trois ans, j'ai bien rattrapé le temps perdu. Mais il vaut mieux alors arrêter ici ce livre, de peur qu'un adolescent attardé ne se transforme en vieillard radoteur.

# NOTES

## CHAPITRE I : POURQUOI JE SUIS DEVENU PSYCHIATRE

1. Cet engin en forme de cuiller, muni d'un fil électrique et qu'on plongeait dans un verre ou une casserole pour faire bouillir l'eau, était très apprécié dans le ghetto.

2. Le mot « action » était utilisé dans deux sens : pour désigner les différentes phases de l'exécution du plan de l'anéantissement des Juifs du ghetto à partir de juillet 1942, et aussi pour chacune des rafles effectuées dans le même but (le premier sens sera distingué par une majuscule).

3. Le livre que je rêve d'écrire un jour aborderait l'adolescent sous trois points de vue : biologique, sociologique et psychologique.

4. Voir *Du côté des rejetés*, chap. V.

5. Voie quasi obligatoire, et toujours encombrée, du trafic entre le nord et le sud de Varsovie, elle portait bien son nom de « rue de la Frontière ». Elle reliait les quartiers juifs aux quartiers polonais chics. Un film polonais de 1946 porte son nom ; il traite des relations entre la Résistance polonaise et celle du ghetto.

6. Ironiquement : « sagesses ». Correspond peu ou prou à « mots d'enfants ».

7. Cette expression allemande adoptée en Pologne signifiait (tendrement et ironiquement) « l'enfant prodige ».

8. Il avait créé là quelque chose d'unique, encore non égalé : un hebdomadaire de très grand tirage, cent cinquante mille exemplaires par semaine, rédigé uniquement par des enfants et des adolescents aidés par un ou deux conseillers adultes, qui publiait les lettres, articles, poèmes

des jeunes de six à dix-huit ans. Créée en 1924, *La Petite Revue* n'a disparu qu'avec la guerre, en 1939...

CHAPITRE II : SURVIVRE

1. À l'époque considéré, avec les testicules de taureau (également prescrits, sous forme injectable), comme un médicament antidépresseur.

2. Mon beau-frère l'avait ramené à la maison complètement délirant et il était mort au bout d'une semaine. Ce délire, le premier auquel j'ai assisté, m'avait profondément impressionné, d'autant plus que les médecins consultés n'avaient su poser aucun nom, aucun diagnostic sur cet état. Cette fascination et mon désir de percer le mystère qui se déroulait sous mes yeux ont aussi compté parmi les facteurs de ma destinée psychiatrique... Le récit de cette mort constitue peut-être les plus belles pages du livre de ma sœur *Des bombes et des souris*, édité en polonais et en anglais, qui relate, sous une forme romancée, la vie de notre famille dans le ghetto de Varsovie, de septembre 1939 à juillet 1943.

3. Bunkers : abris souterrains profonds parfois de dix mètres, creusés par les Juifs du ghetto après la Grande Action ; certains servirent seulement de cachettes, d'autres sont devenus des lieux de résistance en avril 1943.

4. J'ai appris plus tard qu'ils avaient abouti dans une petite ville, où ils avaient été dénoncés par des Polonais et fusillés sur place.

5. Non-juif.

6. Après quelques jours, nous avons reçu des lits à deux étages.

7. Quelques journalistes ont raconté des bêtises et classé Bergen-Belsen parmi les camps qui en avaient. Pour les négationnistes, les néo-nazis, les fascistes, c'est un bon argument pour dire : « Vous voyez, les Juifs mentent, ils disent qu'il y avait des chambres à gaz à Bergen-Belsen. »

8. Là-bas, nous nous considérions tous comme des

morts en sursis, ce qui favorisait la résistance et les gestes individuels ; à Bergen-Belsen, par contre, aucune tentative d'évasion en vingt-trois mois.

9. Ils ont pourtant gazé 80 p. 100 d'entre nous, mais loin de nos yeux, à Auschwitz.

10. Cette amitié dure encore ; à quatre-vingts ans, elle est directrice honoraire de l'Alliance française à Atlanta.

11. Un suisse et un suédois, les deux seuls colis reçus en deux ans. Le suédois était particulièrement bien adapté à nos besoins.

12. Au sana, je discutais avec les rares rescapés espagnols de Buchenwald et de Mathausen et je partageais une chambre avec Mathias Corvin, un dirigeant trotskiste, devenu mon ami ; il venait de Sachsenhausen, et il était beaucoup plus maigre et plus malade que moi. Son ami David Rousset nous avait offert son premier livre : *Les Jours de notre mort* ; plus tard, j'ai lu d'autres témoignages. J'ai toujours été fasciné par ces livres, ils me faisaient penser douloureusement à mes proches qui ont vécu là-bas. Je n'ai jamais osé comparer mon séjour à Bergen-Belsen à cet enfer.

13. F. Christophe, « Une petite fille privilégiée », Centre de recherches et de documentation sur les camps d'internement et de déportation juifs dans le Loiret, CERCIL, 1995. J'y ai retrouvé quelques noms longtemps enfouis. Elle connaissait comme nous les Grecs, les Albanais, les Hollandais et les Hongrois. Elle ne devait pas nous connaître, car elle ne parle jamais du groupe « Polonais palestinien » privilégié ; d'ailleurs, ma sœur et moi ignorions l'existence du groupe français, logé certainement à l'autre extrémité de l'immense camp.

## CHAPITRE III : LA FRANCE

1. J'avais même lu, dans une édition différente de tous les livres de Boy, le *Discours de la méthode,* de Descartes. La supercherie de Boy pour vendre un ouvrage aussi aus-

tère était très réussie : le livre avait une couverture rouge avec une bande « Interdit aux moins de dix-huit ans ». Les Polonais pensaient que c'était une méthode pour faire l'amour « à la française ». Ils se le sont littéralement arraché. Quand ils l'ont lu, il y a eu des lettres de protestation, des procès, on a voulu tuer Boy... Toute l'intelligentsia polonaise rigolait de cette histoire.

2. Je ne pourrai jamais oublier non plus les visages tourmentés des femmes, à l'entrée, qui nous interrogeaient, en vain, sur leurs proches non revenus.

3. C'est-à-dire qu'on m'introduisit sous pression de l'air dans le thorax pour faire collaber le poumon malade.

4. Avec une toute petite anesthésie locale, on m'a coupé, à travers deux petits trous, des brides de tissus qui reliaient encore le poumon à la paroi.

5. Les cartes alimentaires accordaient des prestations spéciales selon l'âge ; les J3 (18-21ans) avaient droit à la fois à une tablette de chocolat et à un paquet de cigarettes par mois.

6. C'était lors d'une grande grève de la SNCF.

CHAPITRE IV : LES ANNÉES D'APPRENTISSAGE

1. Ce texte de 1977 fait partie des écrits secrets que j'appelle, avec un peu de dérision, mes « œuvres posthumes », pour les distinguer de mes multiples publications.

2. Bien entendu, j'ai également passé trois ans dans les services de neurologie pure et de neurochirurgie.

3. Elle bénéficiait, en fait d'un régime « de faveur », car les malades ne restaient généralement pas longtemps à la Salpêtrière ; une fois examinés, ils partaient le plus souvent pour un hôpital psychiatrique de la périphérie, ils y perdaient progressivement tout lien avec l'extérieur, et devenaient des « chroniques » dont la sortie devenait impensable.

4. Terme d'argot psychiatrique de l'époque désignant tout traitement violent et douloureux des hystériques.

5. Encéphalopathie subaiguë tuant enfants et adolescents en quelques mois.

6. J'ai toujours refusé de pratiquer cette « thérapie », alors que j'ai souvent appliqué — avant l'invention des antidépresseurs puissants — des électrochocs, parce qu'ils avaient une action bienfaisante très rapide sur les dépressions les plus graves, surtout les mélancoliques. L'électrochoc est devenu le symbole de la violence psychiatrique, cependant, beaucoup de patients venaient et revenaient, spontanément et de bonne grâce, se soumettre à ce traitement. Cela me montrait l'intensité de leur détresse et de leur douleur psychologique. D'autres, en revanche, se débattaient et hurlaient de peur, il fallait deux ou trois infirmiers costauds pour les maintenir ; l'indication m'est souvent apparu abusive, en particulier chez les délirants, voire punitive, chez les patients réputés agités.

7. Même si les paralysies et les « crises » sont devenues très rares.

8. Dont j'ai connu trois dénominations depuis 1960 : neuropsychiatrie infantile, pédopsychiatrie, psychiatrie infanto-juvénile...

9. G. Raimbault et C. Eliacheff, *Les Indomptables. Figures de l'anorexie*, Paris, Odile Jacob, 1996.

10. Malgré ses préjugés anti-arabes, il rédigea un rapport courageux au sujet de Ben Bella, qui faisait une grève de la faim en prison. Il refusa de déclarer qu'il était « fou » et qu'il fallait le nourrir de force. Ben Bella étant prêt à mourir pour sa cause, il devait être respecté et sa grève de la faim considérée non comme une anorexie mentale mais comme un acte politique. J'ai pu l'aimer pour ce rapport... Son antisémitisme se confondait volontiers avec sa haine de la psychanalyse dont les Juifs étaient les inventeurs. Il avait ainsi déclaré à son élève peut-être le plus brillant : « Je veux bien vous nommer à l'agrégation si vous abandonnez vos maîtres juifs. » Cet antisémitisme était cependant plus feutré que celui du docteur Perron.

11. Certes, depuis 1936 et 1945, les conditions de vie s'y étaient progressivement améliorées, et les maisons dites

de correction n'étaient plus des bagnes, mais des prisons dominées par la violence institutionnelle.

12. En 1963, je me suis vanté, ou j'ai avoué, être parti en Algérie fraîchement indépendante, non, comme il le pensait, pour étudier la pathologie locale, mais pour y organiser une école d'infirmiers ruraux, expérience passionnante, que j'espère relater dans un autre ouvrage.

13. En 1949, un article de *La Nouvelle Critique* intitulé « La psychanalyse, idéologie réactionnaire », signé par huit psychiatres communistes dont certains sont devenus psychanalystes, et non des moindres, m'avait d'ailleurs conforté dans cette idée. Il dénonçait la psychanalyse comme une technique d'adaptation à la société bourgeoise, qui présente comme pathologiques les conduites visant à transformer l'ordre social.

14. Dans les journaux médicaux de l'époque, on trouve d'ailleurs pas mal d'articles dénonçant la psychanalyse, qui « empêche les gens de se soigner ». À quoi les psychanalystes rétorquaient que les médecins ne savaient pas reconnaître les hystériques qu'ils enfonçaient dans leur névrose et empêchaient de guérir. En outre, ils leur infligeaient des examens complémentaires inutiles en gaspillant l'argent public.

15. Je fus surpris et heureux de les retrouver tous, malgré l'interdiction formelle faite au personnel de leur indiquer mon nouveau lieu de travail. Cela me prouvait qu'ils étaient attachés à ma qualité thérapeutique, ou à ma personne, et non pas au label glorieux de la Salpêtrière.

CHAPITRE V : LES ANNÉES D'ACTION

1. Six mois en oto-rhino infantile n'ont pas manqué d'intérêt non plus pour mon évolution future et m'ont rendu pour toujours sensible au problème de la douleur de l'enfant : c'est une des raisons pour lesquelles j'ai tout de suite encouragé mon élève et ami Daniel Annequin lorsqu'il a décidé de consacrer sa vie à lutter contre la méconnaissance

et le déni de cette souffrance dans le corps médical. À l'époque, l'oto-rhino-laryngologie était une des spécialités les plus sadiques avec les enfants ; on peut lire à ce sujet l'excellent livre de Didier Cohen-Salmon, *En travers de la gorge*, Paris, Interédition, 1994.

2. Aujourd'hui, Aide sociale à l'enfance (ASE) qui dépend de la DAS (Direction d'action sociale).

3. Groupe information des travailleurs sociaux, *Travail social contre qui ?*, Paris,Solin, 1974.

4. C. Reboul, auteur de *L'Enfant et la fugue*, Paris, Stock, 1979.

5. L'hospitalisme, terme créé par le psychanalyste René Spitz dans les années 40, définit les troubles psychiques et même physiques graves (pouvant aller jusqu'à la mort) dus, chez les nourrissons et les petits enfants, à la carence massive des soins et des relations affectives. Le tableau clinique ressemble souvent à celui de l'autisme, mais un traitement suffisamment précoce permet des améliorations spectaculaires, voire des « guérisons » inespérées.

6. Le « polyhandicap » est un concept probablement inventé par mon élève, collaboratrice et amie Élisabeth Zucman vers 1968. Il remplace actuellement, dans le langage commun des professionnels, l'ancienne terminologie « idiot-imbécile » qui était uniquement basée sur le quotient intellectuel, et le terme d'encéphalopathe qui avait une prétention étiologique et faisait très mal au cœur aux psychanalystes et à tous ceux qui espéraient pouvoir obtenir une amélioration.

On peut appeler « polyhandicapés », quelle que soit l'origine de leur maladie, des enfants — et même des adultes, parce que leur longévité a augmenté — qui sont atteints de handicaps multiples, dont chacun est suffisamment grave pour justifier une prise en charge individuelle, qu'elle soit à domicile ou institutionnelle. Ces handicaps peuvent comporter toutes sortes de mélanges : atteintes neurologiques (paralysie, paraplégie, hémiplégie...), atteintes de la mobilité, atteintes sensorielles (surdité, cécité...), épilepsie, niveau d'abstraction nul, quotient intellectuel infaisable, langage nul ou très primitif, de grands troubles de communication, et aussi parfois des troubles que l'on appelle caractériels : autoagressivité, hétéroagressivité, automutilation, comportement alimentaire aberrant...

Certains autistes les plus gravement atteints (déficitaires et/ou abandonnés par leurs parents) sont encore gardés dans les institutions pour polyhandicapés ; c'était encore la règle dans les années 60. L'autisme est un trouble grave de développement et de communication d'origine complexe, très probablement polygénique, mais toujours aggravé par le gauchissement des relations premières et par l'incompréhension impuissante de l'entourage familial et professionnel. Le polyhandicapé typique n'est pas un autiste : malgré un état parfois quasi immobile, il peut garder un contact normal avec l'entourage.

7. Cette procédure, horriblement douloureuse, était faite sans anesthésie avec trois personnes pour immobiliser l'enfant. Les clichés obtenus étaient en général visionnés pendant dix à trente secondes et rangés aux archives. Très rarement pratiquée à bon escient sur des sujets qui pouvaient en tirer quelques bénéfices thérapeutiques, elle était aussi, dans certains services, d'usage courant pour « démontrer » l'origine biologique et cérébrale de la schizophrénie.

8. Jargon médical pour « anatomo-pathologie ».

9. *Cf.* S. Tomkiewicz, *Le Développement biologique de l'enfant*, Paris, PUF, 1974.

10. Les parents, il faut le dire, sont presque tous très heureux de cette médicalisation. Trouver un diagnostic précis, même s'il est pour eux comme du chinois : « déplacement XPQ17 séquence sur le chromosome 14bis », diminue leur angoisse, fait sortir la maladie du domaine du fantasme et de la mythologie et la met dans le domaine de la raison et de la science. En donnant une cause organique à la maladie de leur enfant, il supprime la culpabilité d'avoir provoqué l'état de l'enfant par ses désirs inconscients et son incapacité à l'aimer, culpabilité honteusement entretenue par certains psychanalystes des années 60 aux années 90. Il réveille cependant — rien n'est parfait dans ce monde

— la vieille malédiction biblique et la culpabilité d'avoir « transmis » le mal.

11. S. Tomkiewicz, « Examen de l'enfant encéphalopathe », in *Revue de neuropsychiatrie infantile*, vol. 11, n° 9-10, p. 447-459. Et dans la même revue, S. Tomkiewicz, « Quelques problèmes psychologiques posés par les arriérés mentaux profonds ».

12. Autrefois, je recommandais *La Métamorphose* de Kafka comme exercice éthique ; aujourd'hui, le livre de J.-D. Bauby, *Le Scaphandre et le papillon* (Paris, Robert Laffont, 1997), qui n'est pas de la fiction, le complète efficacement.

13. S. Tomkiewicz, « Démence et déficience mentale », in *Revue du Praticien*, n° 16-17, 1966, p. 2361-2366.

14. Je me suis opposé avec vigueur aux théories de Maud Mannoni sur la causalité entre l'état des parents et celui de l'enfant dans un article intitulé « Tolérance et équilibre des parents de l'enfant arriéré » (in *Bulletin de psychologie*, 1971-1972, vol. 25, n° 18, p. 1040-1047) où j'insiste sur l'idée que le médecin doit prendre en compte les intérêts de tous les membres de la famille et trouver comment équilibrer leur relation.

15. S. Tomkiewicz, Y. Biny et É. Zucman, « Le placement familial spécialisé pour enfants arriérés profonds (CESAP) », in *Revue de neuropsychiatrie infantile*, vol. 19, n° 3-4, 1971, p. 165-175.

16. Leur recrutement était réalisé de main de maître par Mme Brevan, assistante sociale hors pair, devenue pour un temps maire de La Roche-Guyon.

17. Mes craintes n'étaient pourtant pas totalement infondées. De ci, de là, on assiste déjà à certaines dérives du désir d'éducation à tout prix. Je supporte mal, ainsi, le transfert de crédits naguère consacrés aux sorties et aux plaisirs immédiats des enfants vers l'achat d'ordinateurs compliqués. Ces instruments intéressants pour des enfants lésés surtout dans leur motricité n'apportent pas grand-chose aux vrais polyhandicapés, et paraissent destinés davantage au plaisir de l'adulte qu'aux intérêts des enfants.

18. C'est pourquoi, sollicité par le ministère, je me suis opposé au remboursement par la sécurité sociale, réclamé par certains parents, d'une méthode de stimulations extrêmement intensives venue de Philadelphie dans les années 60, connue sous le nom de « Doman Delocato ».

Je n'ai évidemment pas condamné les parents qui y ont recours. J'ai même écouté avec perplexité une mère qui avait confié son enfant à cette méthode. Il n'a fait aucun progrès et nous le lui avons dit. La mère a répondu : « Vous n'avez pas de cœur ; mon enfant ne souriait pas, et au bout de douze mois de méthode Doman, il a appris à sourire. Pour moi, cela n'a pas de prix. » Pour obtenir le sourire de son enfant, la mère avait mobilisé vingt volontaires, elle a travaillé douze heures par jour, démoli sa vie familiale, et voilà que l'enfant a souri, et elle se dit satisfaite. Avait-elle tort, avait-elle raison ? Je n'en sais rien. (*Cf.* S. Tomkiewicz, D. Annequin et I. Kemlin, *Méthode Doman. Évaluation*, Paris, PUF/CTN, 1987.)

19. Aujourd'hui, on les appelle du nom barbare d'« incasables », et on propose pour eux des solutions brutales et répressives qui constituent un déni du droit et un retour déguisé aux bagnes d'enfants de jadis.

20. Également auteur de plusieurs livres sur les adolescents délinquants, dont un *Que sais-je ?*.

21. Avant l'ordonnance de 1958, un tiers d'entre eux étaient confiés au Foyer pour « vagabondage » et « correction paternelle ».

22. En pratique, pour ne pas obérer l'avenir judiciaire d'un adolescent, les juges proposaient des placements au titre de l'ordonnance de 1958 même à de petits délinquants qui, au sens strict du terme, relevaient de l'ordonnance de 1945. Devenue insuffisante, la loi de 1958 fut complétée en 1989 par celle sur l'enfance *maltraitée.* Ce concept n'existait pas encore dans les années 60, et nous avons dû faire face seuls à la découverte que les adolescents les plus violents, ceux dont la thérapie était la plus longue et la plus difficile, étaient le plus souvent des enfants maltraités.

23. Joe Finder, le directeur, me disait que j'étais raciste

envers ces gosses de riches, qui souffraient comme les autres. Des années plus tard, quand j'ai relu Korczak, j'ai trouvé Joe plus humaniste sur ce point que moi et plus proche de Korczak, qui écrivit non seulement *L'Enfant des rues,* où il raconte les souffrances matérielles et morales des enfants pauvres, mais aussi *L'Enfant des salons*, où il décrit des souffrances morales tout aussi tragiques chez un enfant comblé de tout sur le plan matériel.

24. Reprenant les travaux de H. Flavigny et, à quelques nuances près, une notion introduite par G. Guex : C. Martin, psychologue au Foyer de 1963 à 1981, approfondit la théorisation de nos pratiques dans sa thèse de doctorat : *Mauvais objet, mauvais sujet. Pédagogies et thérapies dans l'abord et la rééducation des délinquants et prédélinquants garçons de 13 à 19 ans en foyer de semi-liberté. Quelques propositions.* université Paris-VIII—Vincennes, 1980.

Comme elle disparut peu de temps après l'avoir terminée, cette thèse, excellente et trois fois primée, n'a jamais été publiée.

25. Appliqué à tous les adultes, ce terme sous-entendait que les jeunes, eux, sont encore curables.

26. Pour l'assumer, il devait faire comprendre aux adolescents l'existence de deux espaces distincts : l'espace individuel où il pouvait tout entendre, et l'espace collectif, où il était contraint de réagir différemment. Dans ce cadre, il ne pouvait que s'interdire d'utiliser contre un jeune ce qu'il avait pu apprendre pendant la psychothérapie. Ceci n'était possible que dans le climat de tolérance de Vitry et grâce au travail de rares éducateurs, puissamment motivés, qui évitaient au maximum à Joe d'intervenir à chaud dans les conflits.

27. Étant moi-même viscéralement allergique à toute emprise, peut-être ai-je un peu servi sans le faire exprès de garde-fou au sentiment de toute-puissance qu'un tel pouvoir ne pouvait pas ne pas éveiller chez son détenteur...

28. De même, les éducateurs qui ne se réfèrent qu'à la sociogenèse sont peu efficaces ; ils ne voient pas que, quels que soient les facteurs sociologiques, tout passe par le *gau-*

*chissement des relations*, ce qui explique que dans la même famille il y ait un gamin délinquant et un autre qui ne l'est pas, et que, dans la même cage d'escalier, on puisse trouver une famille qui « fabriquera » des délinquants et une autre des névrosés acharnés à apprendre.

29. *Cf.* S. Tomkiewicz *et al.*, *Aimer mal châtier bien*, Paris, Seuil, 1991.

30. Toulouse, Éditions Privat, 1973, préface de Sigmund Freud.

31. Il lui avait été donné par J. Ughetto, son prédécesseur, qui, après un long stage à New York, avait introduit aussi à Vitry les idées et la pratique de Moreno : sociodrame et sociogramme.

32. Celle-ci est, ne serait-ce que partiellement, acquise d'avance avec les patients névrosés adultes. Elle se manifeste par le paiement de l'acte, le libre arbitre du patient qui a su lui-même (même s'il a été aidé, conseillé, poussé...) faire la démarche si difficile d'appeler à l'aide un « spécialiste » et de se confier à lui.

33. La place manque pour s'étendre ici sur nos autres « maîtres » : Desoille (*cf.* p. 144), et surtout Korczak (*cf.* chap. suivant). Treize ans après mes tentatives pour faire aimer Makarenko à Joe, j'eus beaucoup plus de chance avec Korczak : Joe dévora la traduction allemande, seule disponible en 1973 de « Comment aimer un enfant ? », et se proclama humble élève du génial médecin. Nous étions très proches, également, de H. Flavigny, artisan de notre rencontre en 1960, qui resta notre grand ami jusqu'à sa mort, et de Germaine Guex, que Claude Martin nous fit connaître seulement en 1978.

Par ailleurs, Joe se sentait peu concerné par Bruno Bettelheim, détestait tout comme moi Fritz Redl, et reprochait à Neel de ne prendre en charge que des enfants des classes possédantes, bien moins destructurés que les nôtres.

34. Beaucoup venaient nous rendre visite après leur départ. D'autres ont parlé de leur séjour à Vitry dans l'enquête catamnestique que nous avons menée en 1969.

35. D. Annequin, J. Finder, S. Tomkiewicz, « L'accueil

des adolescents dans un foyer de semi-liberté », in *Vie sociale et traitements*, n° 152, 1984, p. 38-42.

36. Plus tard, quand nous furent confiés des garçons de plus en plus difficiles, cette mise en avant des aspects culturels de notre vie a entraîné souvent des effets paradoxaux : le jeune reculait, trop impressionné, craignant de n'être jamais à la hauteur d'une communauté aussi raffinée. Nous avons été obligés de nous adapter et de faire un peu machine arrière.

37. Toujours à trois lits, ce qui paraîtrait ringard et primitif aujourd'hui mais était le reflet de la pauvreté relative de notre société dans les années 50.

38. À deux exceptions près en trente ans, aucun jeune n'a refusé son entrée.

39. « Moi, la psychothérapie, j'en veux pas, parce que c'est du faux amour », déclara un jour un ancien enfant martyr, fils d'un père paranoïaque et cruel. Nous les approuvions d'ailleurs sans réserve quand ils nous disaient : « C'est un métier, vous êtes payés pour ça. »

40. En fait, je n'ai vu qu'une seule fois Joe ne pas croire pouvoir l'atteindre ; il s'agissait d'un garçon qui avait assassiné un enfant de quatre ans avec préméditation et sadisme ; il était lycéen, très intelligent et sans doute pervers.

41. L'adaptation rapide par des méthodes behavioristes, par la soumission ne nous paraissait, nous l'avons déjà dit, ni soutenable d'un point de vue éthique ni efficace à long terme.

42. La plupart des stratégies de Joe Finder étaient fondées sur une idée freudienne : l'inconscient ne renonce à une satisfaction que s'il en entrevoit une autre qui pourrait la remplacer.

43. Cette « causalité » est traitée à fond dans *La Prison, c'est dehors*, Neuchâtel, Delachaux et Niestlé, 1979, p. 304-322.

44. Il avait été d'abord appliqué par Kraepelin, son créateur, à des malades obsessionnels non délirants. Korkina en URSS et Koupernik en France remarquèrent ensuite la fréquence de ces symptômes pendant l'adolescence. Chez

les malades concernés (envoyés chez les psychiatres, en URSS par des « instituts de beauté » et des spécialistes de la chirurgie plastique), cette dysmorphophobie se présentait d'abord comme une obsession, mais donnait lieu progressivement à un délire schizophrénique. Les phénomènes que je décris sont différents : ils n'occupent pas la majeure partie du champ de conscience, ne sont pas mis en avant spontanément et aucun des garçons décrits par nous n'a évolué vers la psychose.

Si le terme avait été emprunté à la psychiatrie la plus archaïque, le contenu de nos recherches était redevable à Schönfeld, psychanalyste militaire américain, qui dans les années quarante avait conduit des recherches sur l'image du corps de l'adolescent.

45. Parce qu'elle a été enregistrée. La cassette vidéo, accompagnée de divers commentaires, est diffusée par : *Santé et Communication*, 153, rue de Charonne, 75011 Paris.

46. Je passe ici sur l'impact de la société à l'origine et dans l'entretien de ce malaise. Lorsque celle-ci, ou plutôt les mass media, nous envoie des images d'acteurs de cinéma, de sportifs, de vedettes, de vamps, de surhommes, nous nous sentons assez diminués dans notre personne et nous pouvons nous dire que nous ne trouverons jamais de partenaire affectif et sexuel à notre goût. On nous impose des standards auxquels il est de plus en plus difficile de se conformer, et il est de plus en plus difficile d'être adolescent aujourd'hui...

47. La lecture de Schonfeld (« Body image disturbance in adolescents with inappropriate sexual developement », in *American Journal of Orthopsychiatry*, n° 34, vol. 3, 1964, p. 762-770) avait conforté ici mes propres impressions. Il souligne que les enfants mal adaptés socialement le sont aussi sur le plan de leur image du corps. Cette problématique narcissique ne peut que s'intensifier au moment de l'adolescence, marqué par le réveil de l'investissement anxieux du corps, lié lui-même au retour de la problématique œdipienne.

48. Joe avait emprunté cette technique à Schultz tout en

la modifiant notablement (« Drogue et psychothérapie au centre familial de jeunes de Vitry », in *Bulletin de psychologie*, t. 34, n° 348, 1980-1981, p. 113-115). Les résultats remarquables qu'il obtenait me paraissent, avec le recul, liés avant tout à son AAA exceptionnelle. Jugeant aujourd'hui cette méthode peu transmissible, je ne m'attarderai pas à la décrire.

49. Nous avons consacré un grand nombre de publications à ce sujet, actuellement peu accessibles au public ; citons tout de même : *La Prison c'est dehors, op. cit.*, p. 336-356.

50. Ce chapitre reprend des idées développées précédemment dans : « La pédagogie du détour », actes du colloque *Perspectives de réussites au-delà des insuccès scolaires*, Bordeaux, CRDP, 1984 (4 vol.) et « Créativité et psychothérapie » in *Transition*, n° 19, 1984.

51. Les juges, tenant compte de nos contre-indications, ne nous envoyaient pas de garçons dont le cerveau était manifestement lésé.

52. Parabole maintes fois reproduite et illustrée dans notre « Publicité socio-éducative » (voir plus loin).

53. R. Desoille, *Entretiens sur le rêve éveillé dirigé en psychothérapie*, Paris, Payot, coll. « Science de l'homme », 1971.

54. L'activité littéraire des jeunes et des incurables est fixée pour toujours dans notre revue *L'Oreille qui parle* (*Cf.* plus loin « Démocratie en semi-liberté ») et dans le recueil *Vie, je t'aime si fort* (épuisé). Pour être complet, mentionnons, outre les « concours » de poésie, des concours de dessin et des « cabarets », toujours enregistrés sur cassettes puis en vidéo, où les jeunes pouvaient jouer, chanter, réciter devant un public nombreux.

55. Il comportait en effet une introduction et une conclusion tournées à la Salpêtrière montrant des psychiatres grands et petits, dont moi-même, qui devisaient savamment sur les adolescents, sur nos méthodes, sur le sociodrame... Très vite, ce film m'a paru insupportable.

56. Produit et diffusé par les laboratoires Sandoz, il a

obtenu deux ou trois prix et a été projeté des centaines de fois dans les milieux psychiatrique et médico-social.

57. Ce film pourrait être l'illustration d'une de nos méthodes de collaboration avec les jeunes : ramasser leurs dires, leurs mots, leurs rêves, et les faire passer par notre propre « cuisine » d'adulte.

58. Claude Martin de son côté a développé l'intérêt du cinéma et de toutes ces techniques créatives pour l'intégration, progressive, d'une temporalité et d'une identité. « Encore faut-il, souligne-t-elle, et surtout au début, que les résultats soient obtenus assez rapidement pour que la peur de l'échec et la lassitude ne soient pas supérieures à la motivation. » (*Mauvais objet, mauvais sujet*, *op. cit.*, p. 103.)

59. Les lignes qui suivent sont inspirées par la relecture d'un long article inédit rédigé en 1974 par Claude Martin et moi-même. Je suis conscient que ces discussions peuvent paraître décalées par rapport au discours pseudo-réaliste actuel. Je tiens quand même à les publier car elles sont plus proches d'une société vraiment humaine et républicaine que le discours répressif à la mode aujourd'hui.

60. Ce grand oublié, le premier militant, dès 1925, de la libération sexuelle des jeunes, fut en 1968 mon auteur préféré. Je partage toujours (partiellement) son opinion sur la relation étroite entre la répression sexuelle et l'acceptation par les masses des régimes autoritaires, voire fascistes.

61. À cette époque, nous ignorions encore les perspectives de néo-adaptation perverse apportée par le trafic maffieux des « drogues » interdites.

62. Quarante numéros sortis sont disponibles... à la Bibliothèque nationale. Donner à de jeunes délinquants les moyens de faire une revue était une idée neuve il y a trente ans ; nos antécédents les plus connus étaient Freinet dans les classes primaires normales et Korczak avec sa fameuse *Petite Revue.* Parmi les « descendants » d'aujourd'hui, citons *Le Papotin,* rédigé par les jeunes autistes et psychotiques de l'hôpital de jour d'Antony-Santoz-Dremont. J'y apporte avec joie ma très modeste contribution.

63. Ce rôle n'était pas joué plus d'une fois par an, progressivement, nous avons même renoncé à l'introduire, les relations avec le psychiatre étant individuelles.

64. À ce stade, l'équipe aidait un garçon à choisir un rôle à sa mesure.

65. Dans cette catégorie, un thème, répondant davantage aux angoisses de Joe Finder qu'à celles des garçons, devint malheureusement de plus en plus fréquent au cours des dernières années : « On va fermer Vitry. » « Le commissaire, le juge, le maire, le président de l'association demandent la fermeture. Pourquoi ? » On verra plus loin que les événements lui donnèrent raison. (Voir, dans le chapitre VI, *La mort de Vitry*.)

66. *Cf.* S. Tomkiewicz, B. Zeiller, J. Finder, « Le foyer de semi-liberté de Vitry. Enquête sur le passé, le séjour et le devenir de 138 adolescents », in *Psychiatrie de l'enfant*, vol. 17, n° 2, 1974, p. 515-592.

CHAPITRE VI : L'ÂGE DE LA PAROLE

1. Que le lecteur se rassure, dans cet ouvrage, je ne dirai plus rien de tout cela.

2. Nom générique de ce courant dominant : *Deutsche klassische Lehre*.

3. Le nom de cet hôpital m'a toujours fasciné (et pour cause...). Pendant la guerre, il est devenu un refuge pour résistants et surtout pour des réfugiés politiques espagnols, dont Tosquelles.

4. Contrairement au dogme de 1838, qui conférait à la séparation du milieu naturel, et à elle seule, toutes les vertus thérapeutiques.

5. Instauré par une circulaire restée lettre morte, celui-ci n'aurait sans doute jamais vu le jour sans Mai 68.

6. Fernand Deligny était considéré comme le prophète de ce mouvement ; dans ces lieux de vie, à peine quelques éducateurs, diplômés ou non, vivaient ensemble avec un tout petit nombre d'enfants. Ils refusaient à l'époque tout

contrôle et tout embrigadement par les services sociaux officiels. Avec le temps, pour des raisons économiques plus qu'humanitaires, l'administration a fini par intégrer (avaler) toutes ces structures, et le terme même, « lieu de vie », a fini par figurer dans les textes officiels comme une des formules offertes aux pauvres petits enfants exclus.

7. On appelle « chronique », en psychiatrie, un patient qui reste hospitalisé sans interruption pendant de longues années.

8. David Cooper était pourtant un homme d'extrême gauche. Condamné à mort par le régime d'apartheid d'Afrique du Sud, il n'a jamais pu rentrer dans son pays.

9. Le scandale de l'hôpital psychiatrique était symbolisé chez eux par l'électrochoc. On en voit une excellente illustration dans le film *Family life.*

10. Une partie des débats de ces réunions a été publié par 10-18 (in *Réseau Alternative à la psychiatrie*, UGE, Paris, 10/18, 1977, n° 1175). On y trouve mon petit pamphlet sur la « Schizophrénie du psychiatre de gauche ». Un recueil de mes articles, joliment intitulé *Educar o excludir*, est paru peu après en portugais.

11. C'est pourquoi, malgré mon attachement à la survie d'Israël, je me sens plus solidaire des palestiniens morts victimes du terrorisme de cet État puissant, que des innocentes victimes du terrorisme palestinien, issu, lui, de la lutte d'une population faible, dépouillée de ses terres et de ses droits.

12. « Déontologie en médecine et en psychiatrie », in *Éthique biomédicale et droits de l'enfant*, Paris, Inserm, 1991, p. 1-9, repris partiellement en 1992 dans *Cahier médical*, n° 12, suppl. à la chronique d'Amnesty, n° 72.

13. L'équipe, dirigée par mon ami le docteur Orcel, était la première à travailler avec les toxicomanes en milieu ouvert, en plein centre de Paris.

14. Il se trouve que j'ai eu l'occasion de rencontrer plusieurs jeunes filles qui avaient fugué de cette institution ; elles m'ont raconté comment les religieuses leur tapaient dessus, de manière très astucieuse, avec des serviettes

mouillées ; cette méthode, semble-t-il, ne laisse pas de traces, permet de taxer de mythomanie les jeunes filles qui se plaignent, et évite les ennuis à l'équipe en cas d'inspection d'un inspecteur général des affaires sociales (IGAS). Cette violence ne figurait pas dans l'article en question ; elle était considérée comme illicite déjà avant 1968.

15. Leur nombre avait diminué pour une autre raison : la baisse de la majorité à dix-huit ans. La DASS n'acceptait le maintien de garçons plus âgés que s'ils n'étaient pas encore stabilisés. Ces garçons perturbés faisaient plutôt du contre-béquillage.

16. S. Tomkiewicz, « Violence et négligence envers les enfants et les adolescents dans les institutions », in *Child Abuse and Neglect*, vol. 8, n° 3, 1984, p. 319-335.

17. La lutte que nous avons menée avec Pascal Vivet et notre unité de recherche de l'Inserm est relatée dans l'ouvrage : *Aimer mal, châtier bien (op. cit.)*, seuls les noms ont été changés. Certaines des institutions mises en cause furent fermées, d'autres se modifièrent à la suite de ce travail.

18. Les idées contenues dans ce sous-chapitre ont été traitées plus à fond dans S. Tomkiewicz, « L'éducation prépare-t-elle à la violence ? », in *L'Herre*, n° spécial *L'enfant et la violence,* 1996, p. 13-21 ; S. Tomkiewicz et M. Fabre, « L'école et la violence », in *Journal du droit des jeunes*, n° 175, mai 1998, et S. Tomkiewicz, « Violences dans les institutions pour enfants, à l'école et à l'hôpital », in *Enfance en danger*, ouvrage collectif sous la direction de M. Manciaux et M. Gabelle, Paris, Fleurus, chapitre VII, 1997, p. 309-370.

19. Professeur agrégé de philosophie, enseignant dans des lycées de banlieues difficiles, il est à mon avis l'analyste le plus sévère et le plus pertinent des dysfonctionnements dans les établissements secondaires. *Cf. La Violence à l'école*, Paris, Syros, 1988, dernière rééd. 1996, et *Sanctions et discipline à l'école*, Paris, Syros, 1993.

20. Rapports rédigés en 1995-1996, disponibles au ministère de l'Éducation nationale, 142, rue du Bac,

75007 Paris, et à l'Institut des hautes études de la sécurité intérieure, IHESI, 19, rue Péclet, 75015 Paris.

21. On se rappelle le succès médiatique du « chromosome du crime » construit à partir de la mise en valeur abusive de corrélations qui se sont révélées à peine significatives.

22. La neurobiologie a fait des progrès extrêmement importants dans la connaissance des mécanismes élémentaires du cerveau, et la génétique dans la recherche des facteurs de prédisposition pour diverses maladies et peut-être pour des comportements. Cependant, on note chez beaucoup de chercheurs de ces deux branches, et plus encore chez ceux qui ont en charge la transmission de ce savoir au grand public, un triomphalisme de mauvais aloi et l'emprise de l'idéologie sur la science, aux États-Unis surtout. Le chemin reste encore incommensurable, en neurosciences, pour passer des phénomènes simples aux phénomènes complexes où toute la personnalité de l'être humain est engagée, et les neurobiologistes, même les plus sectaires, admettent de plus en plus l'importance de l'épigenèse — façon savante de dire « le vécu » — pour le fonctionnement du cerveau toute la vie durant. Quant à la génétique, elle a encore trop souvent tendance, je l'ai dit, à confondre prédisposition et causalité, même si les chercheurs les plus sérieux considèrent aujourd'hui l'homme purement génétique comme une aberration. L'un d'entre eux récuse même le terme de « programme » et le remplace par celui, plus modeste, de « données ».

23. Cependant, la violence de certains adolescents s'explique par une véritable maltraitance intra-familiale. Il me semble souvent nécessaire de favoriser davantage la séparation du milieu pathogène dans les cas où ces maltraitances sont avérées. *Cf.* S. Tomkiewicz, « Le Maintien du lien pour quoi faire ? », in M. Gabel *et al.*, *Maltraitance : maintien du lien ?*, Paris, Fleurus, 1995, p. 109-120, tout en gardant à l'esprit les dangers du signalement judiciaire : S. Tomkiewicz, « Limites de l'action thérapeutique dans la prise en charge des maltraitements graves et des abus

sexuels intrafamiliaux », in *Paediatrica, Bulletin de la société suisse de pédiatrie*, vol. 6, n° 1, 1995, p. 17-22. Reste à trouver pour ces jeunes des lieux de remplacement de même valeur éducative et thérapeutique que le CFDJ de Vitry.

24. Des travaux américains et israéliens décrivent aussi les particularités de langage, fait d'ordres et d'exclamations, peu propice, donc, à l'apprentissage de la grammaire.

25. *Cf.* paragraphe *Du côté des rejetés.*

26. J.-C. Chamboredon, « La délinquance juvénile, essai de construction d'objet », in *Revue française de sociologie*, n° 12, 1971, p. 335-377.

27. Et aussi très probablement en tant que facteur épigénétique, comme une « voie finale commune », par le truchement du cerveau plastique du jeune...

28. Le rôle capital du principal apparaît avec netteté quand change la personne qui exerce cette fonction. On m'a rapporté plusieurs cas de collèges tranquilles dont l'atmosphère s'est brutalement détériorée avec l'arrivée d'un nouveau principal. Ceci devrait attirer notre attention sur la souffrance de certains enseignants coincés entre des élèves qu'ils voudraient aider mais que parfois ils craignent, et une hiérarchie qui les infantilise. (Je ne dis rien de telle ou telle névrose préalable à leur entrée dans l'Éducation nationale.)

Or, le climat régnant dans un établissement est fondamental même pour la réussite des élèves. En 1980, déjà, M. Rutter, le pape de la pédopsychiatrie anglaise, a montré dans une étude célèbre (« School influences on children behaviour and developement », in *Pediatrics*, n° 65, 1980, p. 208-220) qu'à toutes autres conditions égales (quartier, milieu socioculturel des élèves), c'est l'atmosphère du collège — démocratique ou autoritaire — qui est le facteur discriminant majeur de la réussite scolaire des élèves. Bien entendu, ce sont les écoles démocratiques, avec des relations conviviales entre le corps enseignant et les élèves, qui ont le plus de succès et le moins de violence dans leur établissement.

29. Expression que j'emprunte à la Convention internationale des droits de l'enfant.

30. J'ai eu le plaisir, en 1996-1997, de travailler sur ce sujet avec les enseignants de l'académie d'Amiens ; ils ont élaboré un véritable petit manuel à l'usage des enseignants, décrivant les « clignotants » qui doivent attirer l'attention sur d'éventuels abus sexuels extra-scolaires. J'estime que cet excellent catalogue vaut non seulement pour signaler les abus sexuels mais toute forme de maltraitance, voire de souffrance des élèves. De telles réflexions sont à l'origine de la récente circulaire très détaillée du ministère de l'Éducation nationale sur l'implication de l'école dans la lutte contre les maltraitances sexuelles (*Bulletin officiel* n° 30, 4 sept. 1997 : *Instructions concernant les violences sexuelles*).

31. Paris, Mercure de France, 1977.

32. Rappelons que la fausse alliance des parents et de l'école autour des mauvais bulletins est depuis toujours une cause majeure de la maltraitance des enfants d'âge scolaire, surtout dans les couches populaires de la société. Des enfants qui n'arrivent pas à travailler pour des raisons *familiales* (ils n'ont pas appris le langage, etc.), sont battus pour être poussés à travailler, et plus ils sont punis, plus ils travaillent mal. J'ai vu très souvent ce cas de figure en consultation. Parmi ces enfants se recrutent ceux qui deviendront les plus violents dans la cité. Plutôt que de condamner d'emblée ces parents, je crois plus fructueux d'attribuer cette maltraitance à leur angoisse pour l'avenir de leur enfant. Cette attitude plus positive permet souvent d'ouvrir un dialogue, et de chercher avec eux comment remédier à la situation.

33. L'enfant qui a craint et admiré à la fois un adulte maltraitant qui exerçait sur lui un pouvoir croit pouvoir échapper à la souffrance s'il adopte la position de celui qui le dominait. Il n'imagine pas d'être moins cruel avec plus faibles que lui qu'on ne l'a été avec lui quand il était faible. Parfois il rationalise ses attitudes malveillantes en disant : la souffrance est nécessaire pour forger un homme à partir

de cet enfant insouciant et heureux. Raymond Queneau se moque de cette attitude par la bouche de la petite Zazie : « Quand je serai grande, je veux devenir institutrice pour faire chier les mômes. »

34. Cette pédagogie à base d'autoritarisme et de mépris a été bien dénoncée par W. Reich, *La Psychologie de masse du fascisme*, trad. par P. Kammitzer, Paris, Payot, 1972, et plus tard par Alice Miller dans *C'est pour ton bien*, Aubier, Paris, 1984.

35. Statistiquement, la violence contre les enseignants est davantage le fait des familles que des enfants eux-mêmes. (Rapports de l'IHESI déjà cités.)

36. Le Japon semble contredire cette théorie. Je pense au contraire que le « phénomène japonais » s 'explique par une rapidité du progrès technico-économique alors que les structures mentales sont restées beaucoup plus rurales qu'en Europe et aux États-Unis. On assiste depuis peu au début de la faillite de ce système.

37. B. Defrance, « École de la démocratie — Démocratie dans l'école », in *Journal du droit des jeunes*, n° 147, sept. 1995.

38. Defrance propose un contrôle continu, régulièrement espacé, corrigé par d'autres professeurs que ceux de la classe.

39. J'ai abordé ce problème dès 1974 dans, F. Canonne, B. Pissaro, S. Tomkiewicz *et al*, « La médecine scolaire comme mode d'abord global de la personne de l'enfant et de l'adolescent de 11 à 16 ans », in *La Médecine infantile*, vol. 81, n° 4, 1974, p. 329-350.

40. Combien de temps encore seul le savoir du candidat comptera-t-il dans le recrutement au concours sans réflexion préparatoire systématique sur le métier d'enseignant ?

41. Ce passage reprend, sous une forme légèrement raccourcie, quelques pages de la nouvelle édition du texte. (J. Korczak, *Comment aimer un enfant* et *Le Droit de l'enfant au respect*, trad. par Zofia Bobowicz, préface et postface de S. Tomkiewicz, Paris, Laffont, 1998.)

42. J. Korczak, *Journal du ghetto,* trad. par Zofia Bobowicz, Paris, Robert Laffont, coll. « Pavillons », 1998.

43. S. Tomkiewicz, *L'Amour dans la rééducation*, Lausanne, Travail social, n° 9, 1981, p. 2-12, et aussi S. Tomkiewicz, *La Science dans la formation des éducateurs et des pédagogues,* Lausanne, Travail social, n° 4, 1984, p. 3-12.

44. Surtout, bien sur, si les professionnels sont au clair eux-mêmes sur cette question. Ceux qui craignent comme la peste l'amour dans la relation éducative font, à mon avis, preuve d'une incompréhension totale du concept de transfert. Pour moi, ce n'est que dans un transfert positif qu'un enfant ou un adolescent peut arriver à évoluer, ce qui n'est pas forcément vrai dans les psychothérapies des adultes.

45. Dès la création de la Société des nations, il avait réclamé avec insistance une charte des droits de l'enfant ; puis il a critiqué la première déclaration de 1924, qui ne promulguait que le droit à la protection et non le droit civique basé sur le respect.

46. Voir le chap. VII.

47. Pensons aussi à l'enfant, cher aux psychanalystes, auquel une mère trop œdipienne n'a pas su donner de limites.

48. Médecin du monde avant la lettre, mon grand ami Pierre Strauss avait en 1945 accompagné sur un vieux bateau une grande cargaison d'orphelins juifs en Australie. Il fut l'un des premiers en France à organiser la lutte contre la maltraitance des enfants.

49. Discours devenu un article : « L'enfant et la guerre », publié dans *Enfance majuscule,* n° 31, oct.-nov. 1996, repris dans plusieurs revues françaises et étrangères (en cinq langues) dont *World Health Forum*, OMS, vol. 18, 1997.

CHAPITRE VII : UN SILENCE DE CINQUANTE ANS

1. La mère de Francine, l'infirmière qui m'a enlevé de Coubert pour me faire hospitaliser à l'Hôtel-Dieu, *cf.* chap. III.

2. Cette dernière était en deuil, ayant perdu son fils, mort au champ d'honneur quelques jours avant la fin de la guerre. Pour cette raison, je jugeais inconvenant de lui parler de mes malheurs.

3. Véhicule qu'on appelle aussi « vélo pousse » au Vietnam ou en Chine.

4. Croyait-il pouvoir les protéger ? On a souvent raconté sa déportation le 5 août 1942, tout au début de la première Action. A cette époque, beaucoup de Juifs (et lui-même peut-être...) n'arrivaient pas à croire à l'horreur des chambres à gaz ; les plus pauvres allaient volontaires à l'Umschagplatz, pensant naïvement qu'un « camp à l'Est » — version officielle des nazis — ne sera pas pire que leur sort dans le ghetto.

5. Courant « national-communiste » devenu populaire en Pologne dans les années 60 ; le général Moczar n'a pas réussi à prendre le pouvoir en Pologne, mais certaines de ses idées, et en particulier l'antisémitisme virulent, ont été adoptées par le régime en place.

6. En France, à ma grande surprise, existaient déjà quelques traductions, malheureusement publiées à compte de traducteur et pratiquement inconnues. J'ai trouvé avec joie la traduction du *Roi Mathias 1*^er^ faite par le docteur Wajdenfeld, personnage étonnant, attachant, et dévoué lui aussi à la mémoire de Korczak : jeune et pauvre garçon coiffeur, il avait confié à ce dernier, tout en taillant sa barbe, son désir de devenir médecin. Le vieux docteur lui avait fait confiance, l'avait aidé moralement et matériellement à partir en France, où il devint effectivement médecin.

7. Représentée par Annette Wieworka.

8. J'y parlais, tout comme Anne Franck, de mes amours, de mes moments heureux... mais Anne Franck avait quatorze ans quand elle rédigeait son journal.

9. Ouvrage collectif, sous la direction de mon ami Boris Cyrulnik, contenant un article de mon ami Michel Manciaux, « La résilience : mythe ou réalité ? », Hommes et perspectives, 1998.

10. S. Tomkiewicz et M. Manciaux, « La Vulnérabilité », in *L'Enfant et sa santé*, sous la direction de Manciaux *et al.*, Paris, Douin, 1987, p. 737-741.

11. La vérité est évidemment entre les deux positions. Le syndrome d'ancien déporté (Targowla) est une réalité indéniable. J'en ai vu plusieurs centaines en examinant d'anciennes victimes de persécutions, surtout déportées. Mais il porte beaucoup plus sur la souffrance intérieure que sur l'adaptation sociale.

12. Certes, je n'ignore pas que la même insistance qui s'exerce sur un enfant incapable ou rétif à accepter ce projet peut donner des résultats inverses, j'en sais quelque chose en tant que psychiatre d'adolescents.

13. « Un bon médecin » en yiddish.

14. Le terme englobe ici des événements de longue durée, les guerres civiles et internationales et les persécutions de toute sorte.

15. Ma critique, même justifiée, de l'attitude de quelques médecins ne contredit nullement ce jugement.

16. Comme le font certains immigrés de la première ou de la deuxième génération arrivés à des responsabilités politiques dans leur pays d'adoption.

17. Dans deux articles, j'ai essayé timidement d'envisager des mesures d'urgence capables d'atténuer tant soit peu ce sombre tableau : N. Cantwell et S. Tomkiewicz, « L'enfant et les catastrophes », in *L'Enfant et sa santé, op. cit.*, et « L'enfant et la guerre », art. cité.

18. Chez moi, il s'est traduit par trente ans de cauchemars et divers comportements névrotiques. (*Cf.* plus haut mes démêlées avec la hiérarchie médicale à la Salpêtrière.)

# Table des matières

COLLECTION
LE PASSÉ RECOMPOSÉ

DIRIGÉE PAR JACQUES ANGELERGUES ET YVES MANELA

*L'inconscient est hors du temps, il incombe au psychanalyste de l'inscrire aussi dans le temps de chacun.*

Francis PASCHE

BAUR Susan, *Dinosaur Man,* 1993.
BONNAFÉ Marie, *Les livres, c'est bon pour les bébés,* 1994.
BRACONNIER Alain, *Les Adieux à l'enfance,* 1990.
BRACONNIER Alain, *Les Bleus de l'âme,* 1995.
BRAZELTON T. Berry et CRAMER Bertrand, *Les Premiers Liens,*en coédition avec Stock-Laurence Pernoud, 1991.
BRUN Danièle, *Mikael, un enfant en analyse*, 1997.
CHILAND Colette, *Le sexe mène le monde*, 1999.
CRAMER Bertrand, *Profession bébé,* 1989.
CRAMER Bertrand, *Secrets de femmes,* 1996.
DAHOUN Zerdalia K.S., *Les Couleurs du silence,* 1995.
DANON-BOILEAU Laurent, *L'enfant qui ne disait rien,* 1995.
GAUVAIN-PIQUARD Annie et MEIGNIER Michel, *La Douleur de l'enfant,* 1993.
HUERRE Patrice, *L'Adolescence en héritage,* 1996.
KELLEY-LAINÉ Kathleen, *Peter Pan ou l'enfant triste,* 1992.
MOUSELER Virginie, *Les Femmes et les Homosexuels,* 1996.
RIBAS Denys, *Un cri obscur,* 1992.
ROSFELTER Pascale, *Bébé blues,* 1993.
ROSFELTER Pascale, *L'Ours et le loup,* 1997.
SAUSSE Simone, *Le Miroir brisé,* 1996.
SHENGOLD Leonard, *Meurtre d'âme*, 1998.
STERN Daniel, *Journal d'un bébé,* 1992.
STERN Daniel, *La Constellation maternelle,* 1997.
TEBOUL Roger, *Neuf Mois pour être père,* 1994.
WEIL-HALPERN Françoise, *Oubliés des fées,* 1991.

*Photocomposition Nord Compo*
*59650 Villeneuve-d'Ascq*

*Achevé d'imprimer en mars 1999*
*sur les presses de Brodard et Taupin*
*à La Flèche*
*pour le compte des Éditions Calmann-Lévy*
*3, rue Auber, Paris 9e*

*Imprimé en France*
Dépôt légal : avril 1999
N° d'éditeur : 12792/01 – N° d'impression : 6991V